DANJIKI

プチ断食ダイエット入門

いしはらゆうみ

SUN MARK
サンマーク文庫

制作スタッフ

構成・アートディレクション
●
土田俊子

表紙・カバーデザイン
●
山口真理子

イラスト
●
寺山武士

本文レイアウト・DTP
●
DADGAD design
（谷合　稔）

編集協力
●
TU・TI 編集室
（中村真子・中川和子）

はじめに

あなたは、イソップ童話『北風と太陽』のストーリーをご存じですか？　じつはこの童話が、あなたの体質を解く手がかりとなるのです。それはまさに、**プチ断食ダイエット**を大成功させる近道。悩んでいる諸症状はもちろんのこと、病をもラクにした結果、ダイエットが可能になるのです。

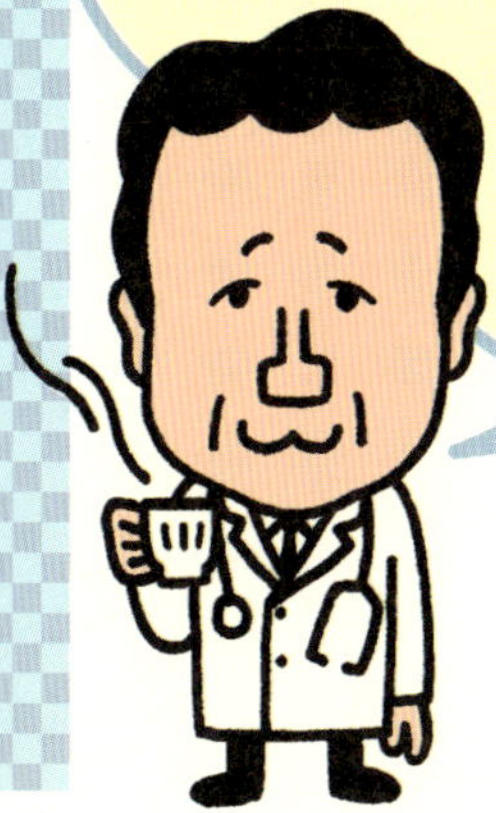

プチ版

北風と太陽

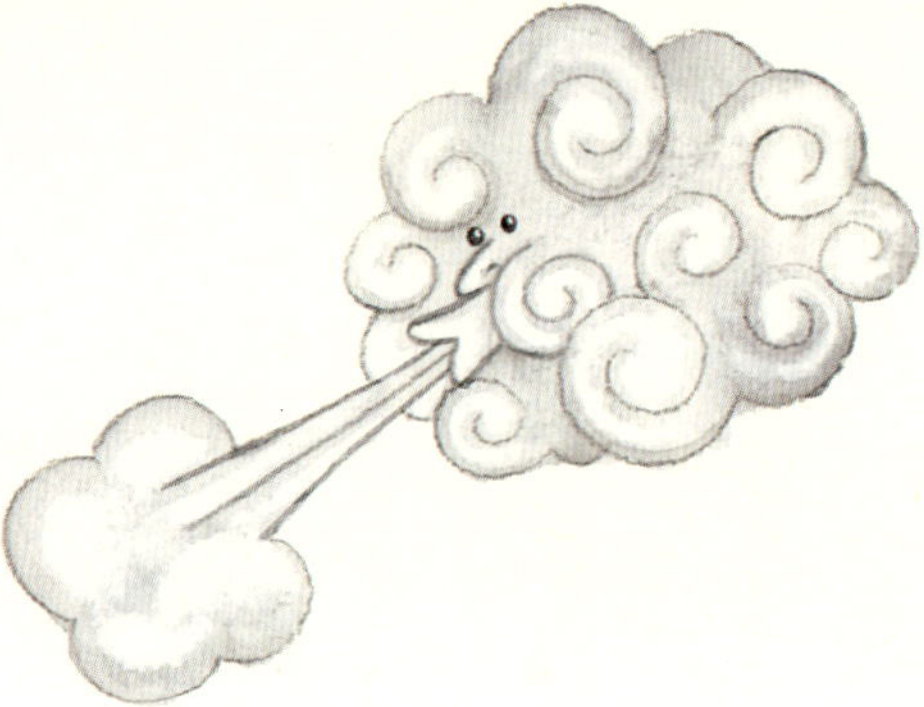

北風は、風づくりが仕事。しかしそれは、人々から「寒い！」とか「手足が冷たくなる」といわれ、しかも病気まで一緒に連れてくるので嫌がられていました。

北風自身、いつもからだが冷えているので風邪をひきやすく、虚弱な自分がイヤでした。「このままでは、一生嫌われ者。いつかパワーを見せつけたい」と、案を練る毎日。「そうだ！　対戦しよう！」

北風が対戦相手に選んだのは太陽です。太陽は、元気者でした。ただ、ついがんばり過ぎてしまうのが玉にキズ。人々から「暑い！」とか「水ばかり飲んでしまう」と、少々迷惑がられています。

一見、北風と太陽は正反対ですが、じつは共通点がありました。どちらも太っていたし、負けず嫌いだったのです。

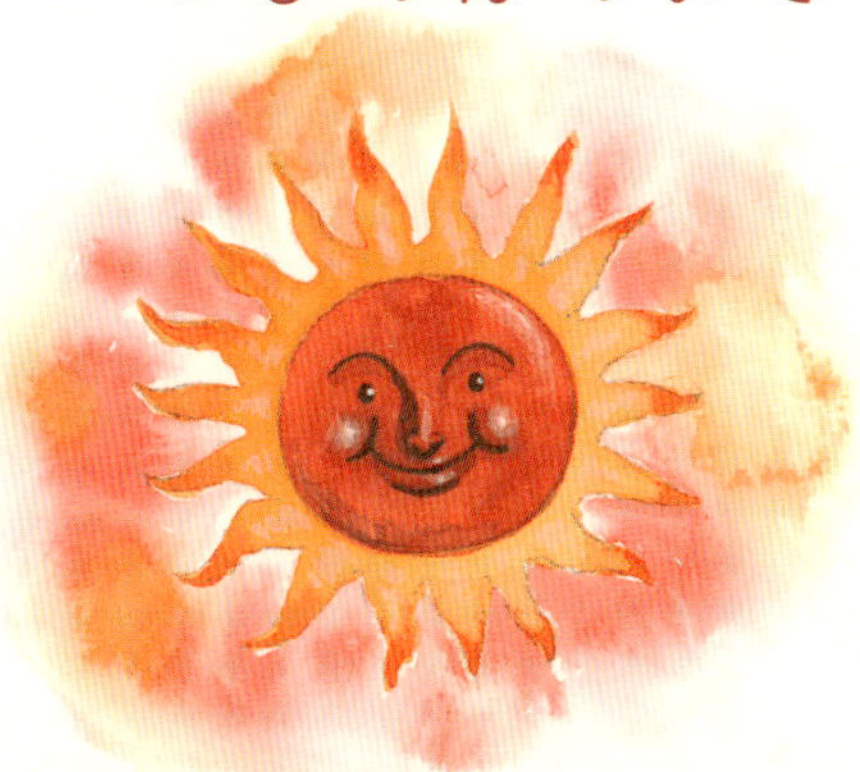

北風と太陽

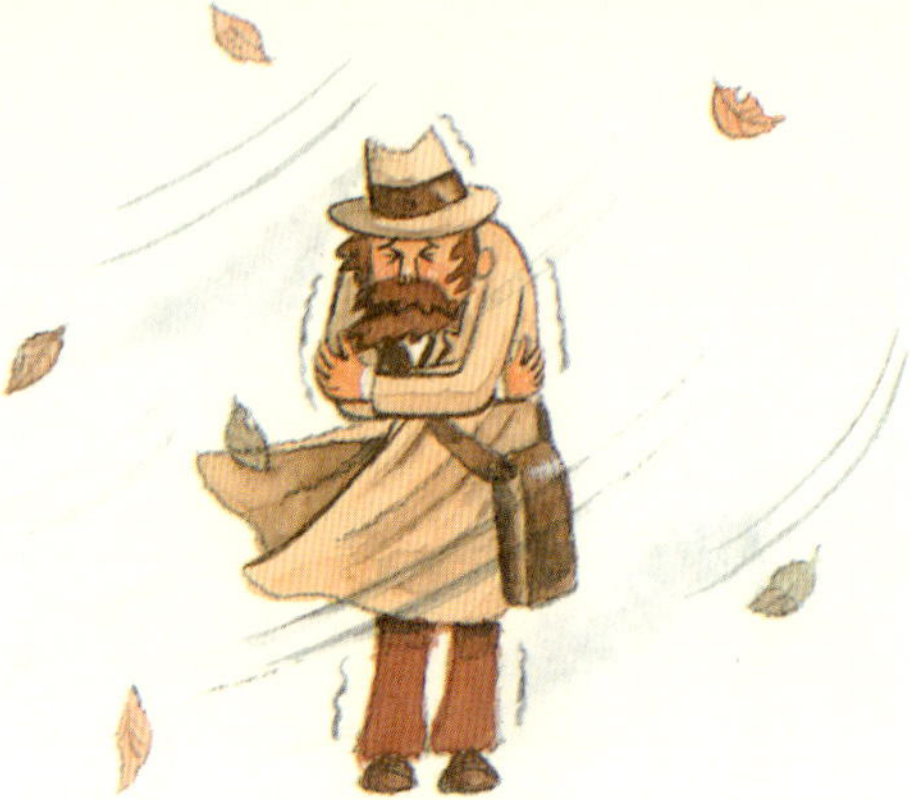

太陽は、北風の挑戦をすぐ承諾しました。そこに通りかかったのが、旅人。「オーイ太陽！　お互いのパワーを、あの旅人に教えてやろうよ」と、北風。旅人は対戦のターゲットにされているとは、知るよしもありません。鼻歌まじり、ご機嫌で歩いていました。北風は「旅人のコートを吹き飛ばしてみせるよ」と、プーッと一息。驚いたのは旅人です。

「こりゃ、寒い」と震えながら、コートが吹き飛ばされないよう両腕でおさえました。「次はこちらの番だよ」。太陽が照らします。喜んだのは旅人で、あっさりコートを脱いで勝負は決着。ところが太陽はがんばり過ぎて、ジリジリと照らします。旅人は暑くて暑くてたまりません。旅人は叫びました。「寒過ぎず暑過ぎず、温風だったから元気に旅できたのに！」

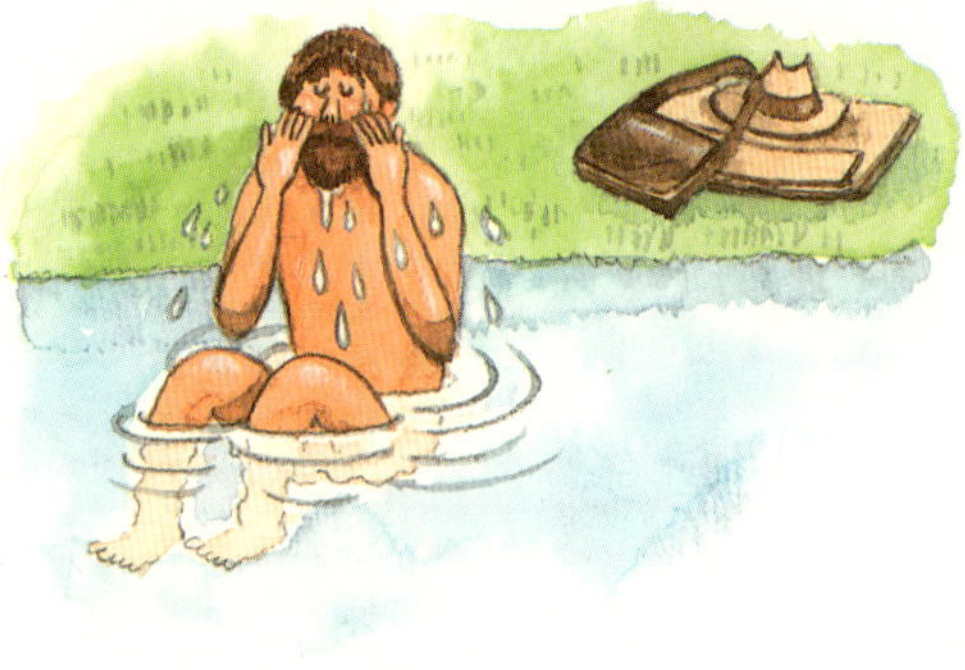

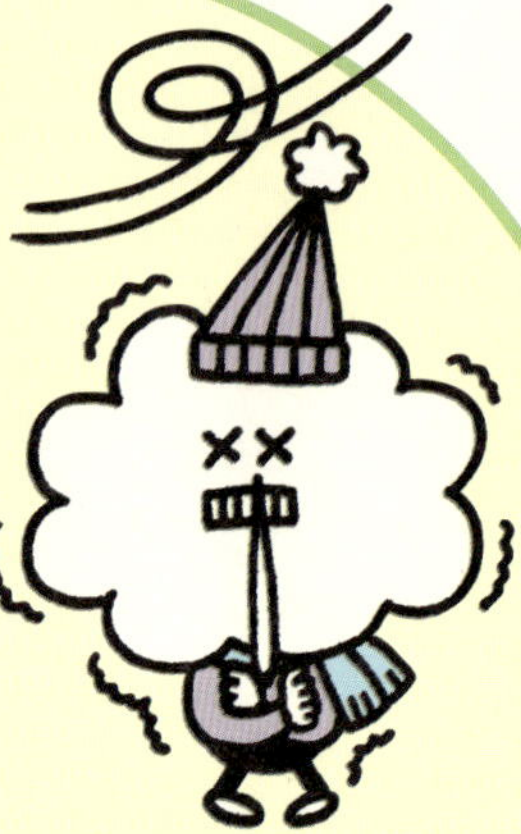

昔、昔の童話、プチ版『北風と太陽』は、現代社会の人間にも当てはまります。ほとんどの人は北風同様に、からだが冷えているのです。↘

パワーをみせつけようとしても、ふんばりがききません。逆に、がんばり過ぎて疲れやすいのは、太陽と同じ。

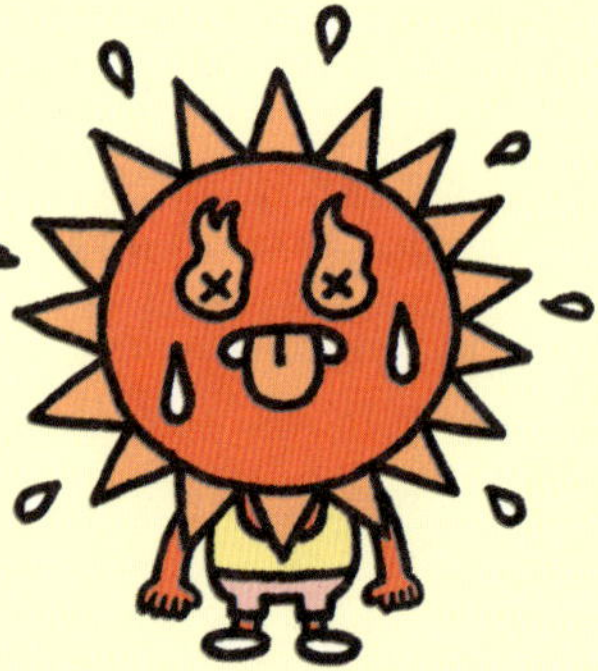

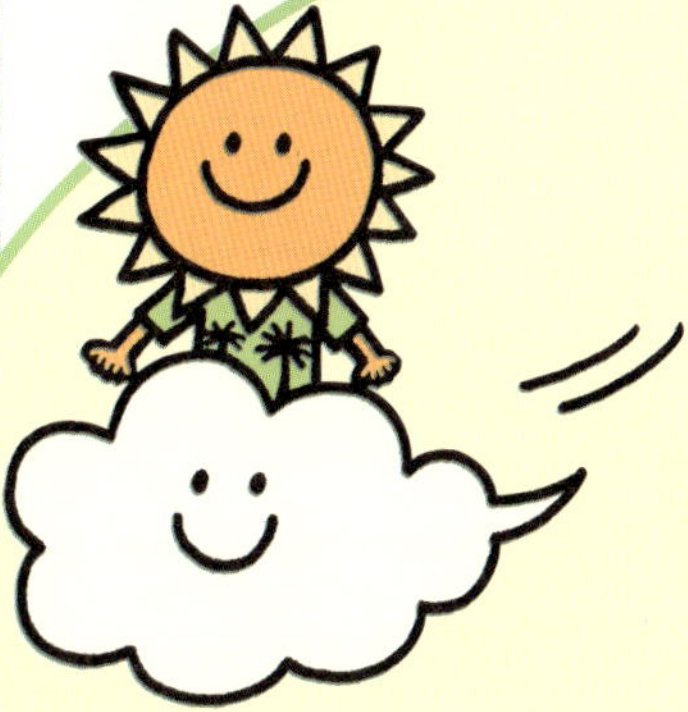

旅人が叫んだように、温かい風がからだにあれば、元気に旅ができるのです。冷えを感じる人は、**北風体質**。

そして暑がりは、**太陽体質**。冷えは温める。暑がりには、風を送る。そう、体質を**温風**にかえてあげること。それが、結果的に代謝を上げるのです！

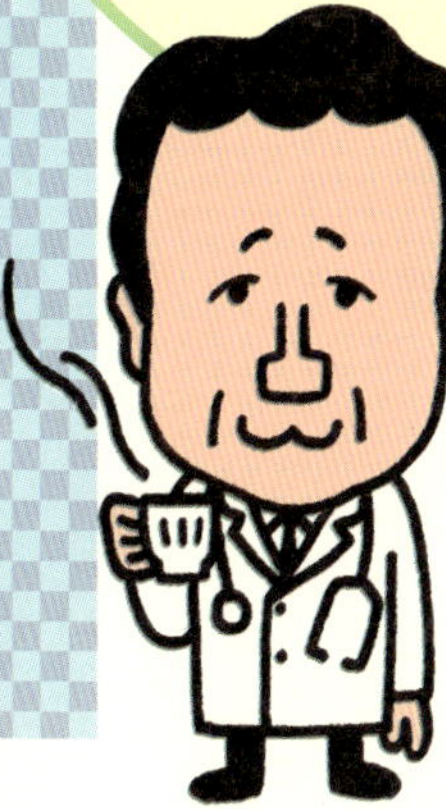

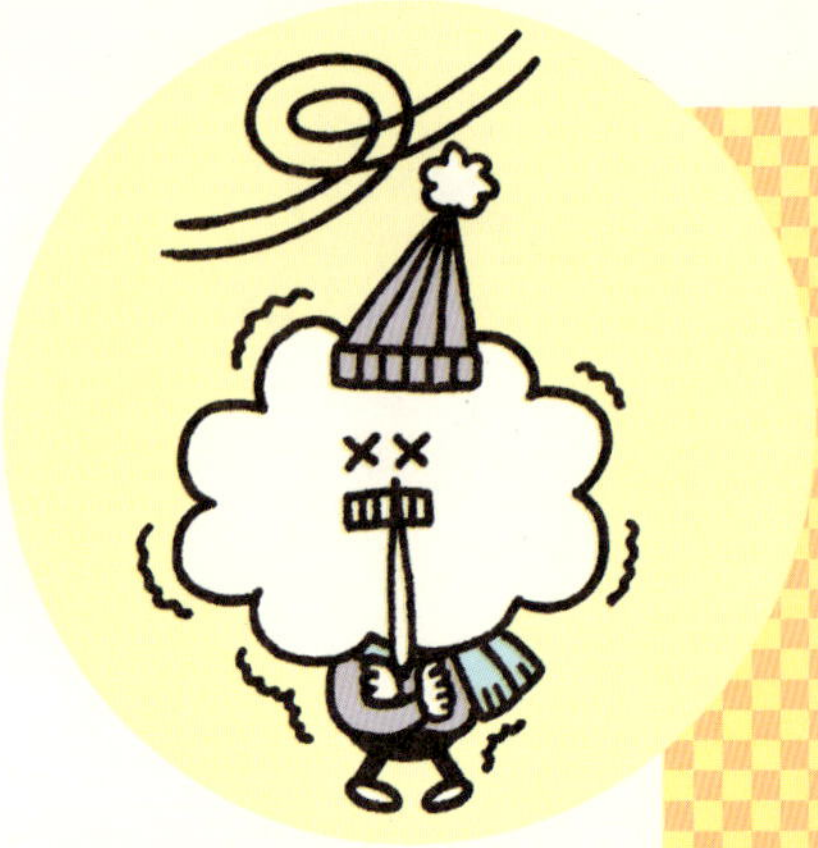

北風体質とは…

「手足がいつも冷たい」とか「寒がりで夏の冷房は苦手」という女性は多いですね。こういう症状がある人たちはからだが**北風体質**になってしまっています。

つまり、からだがつねに冷えていて、温かくならないという人たちです。

北風体質の人は、体温が低く、からだを温める力が不足しているために、抵抗力や免疫《めんえき》力が弱く、元気がありません。顔色も青白く、体力も不足していてむりがきかないためにパワーも出ません。

でも、じつは女性のほとんどはこの**北風体質**なのです。その名のとおり、北風のようにからだが冷えてしまっているのですから、健康になるためには、まず、からだを温めるような生活を心がけることが大切です。たとえば、からだを冷やさないような服装をするとか、シャワーだけですませず、バスタブにゆっくりつかるとか。

そして、からだを温める食べ物をとることが、**北風体質**には重要です。

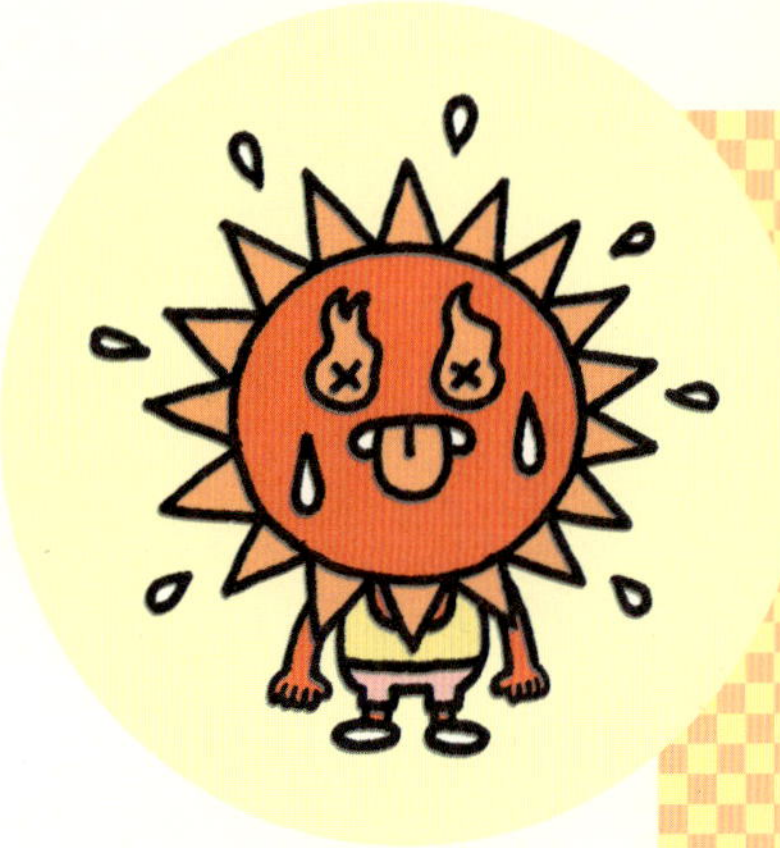

太陽体質とは…

「顔色が赤い」とか「暑がりで汗っかき、冷房が好き」という人は、**北風体質**とは正反対に、からだが**太陽体質**になっています。

つまり、からだがつねにカッカと熱い状態にあるのです。**太陽体質**の人は、からだの機能がしっかり働き、体力もあるために健康だと思いがち。でも、自分の体力を過信してむりを続けると、突然倒れたりするのがこの体質の人です。

ただし、自分が**太陽体質**だと思っている人は、注意が必要です。というのも、じつは女性で**太陽体質**という人はそれほど多くはないのです。「顔がいつもほてっていて、熱い」という状態の人でも、それはからだ全体に熱があふれていて顔も熱いのではなく、下半身は冷えているのに、顔だけが熱いというケースがよくあるからです。本来、下半身に行くはずの熱が、首から上にのぼってきているだけ、つまり、よくいわれる〝冷えのぼせ〟という状態です。

こういう症状のある人は**太陽体質**ではなく**北風体質**になりますので、気をつけてください。

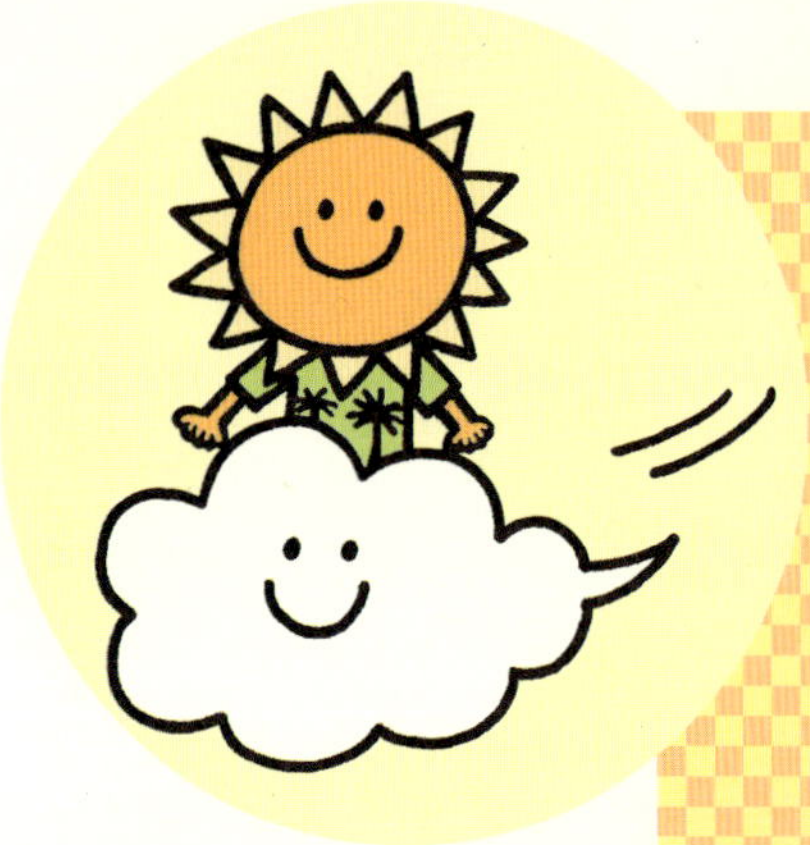

温風体質とは…

私たちのからだは、前のページでご紹介したように、大まかにからだがつねに冷えている**北風体質**か、からだがつねに熱い**太陽体質**に分類することができます。でも、そのどちらの体質であっても、健康であるとはいえません。

なぜなら、北風が吹く寒い冬でも、太陽が照りつける暑い夏でも、私たちが快適に過ごせないのと同じように、からだは寒過ぎても暑過ぎても、スムーズに動いてはくれないからです。

では、どんなときにからだは快適に、調子よく動いてくれるのでしょうか？　それは**温風体質**になっているときです。

春から初夏、そよそよと温かい風が吹くとき、私たちは暖房も冷房も必要なく、快適に自然に過ごすことができます。からだもこれと同じ状態にしてあげれば、元気にスムーズに動いてくれるのです。

もし、あなたが**北風体質**なら、からだを温めて**温風体質**に、逆にあなたが**太陽体質**なら、冷やして**温風体質**にしてあげれば、からだは健康になれるのです。

プチ断食ダイエットとは…

北風と太陽も、本来の元気をとりもどすことができます。北風と太陽も、ダイエットできます。太る原因は、食べ過ぎ。温かい風のないからだは、食べ過ぎたものをため込みます。それでは元気な生活は望めません。おなかがすいたら、しょうが紅茶。これで、**プチ断食ダイエット**が始まります。

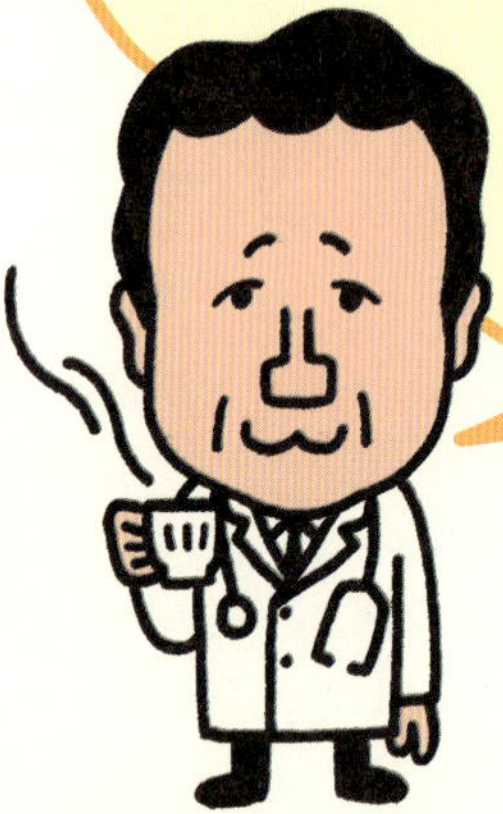

プチ断食ダイエット入門　もくじ

PART 1 プチ断食は〝断食〟じゃない——25

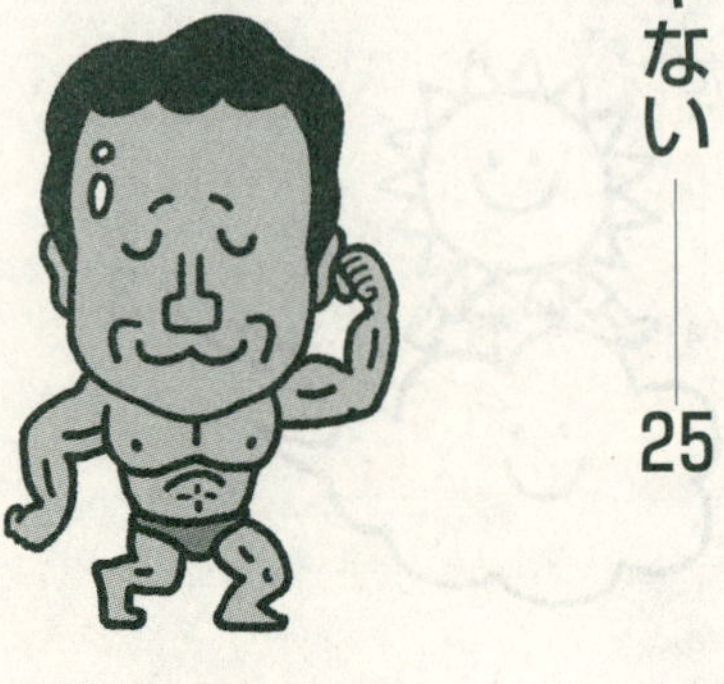

PART 2

北風と太陽のスイッチ――59

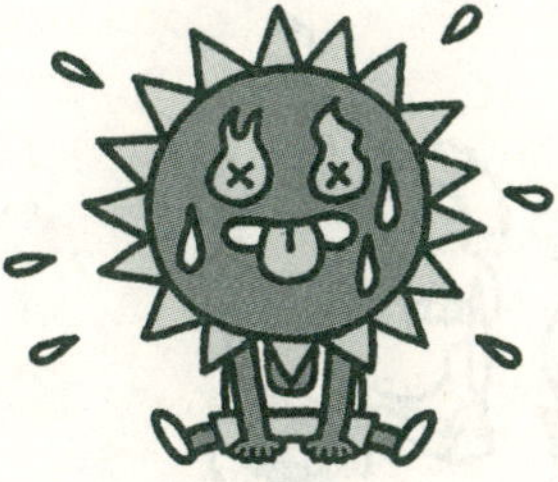

PART 3

プチ断食でさわやか温風――89

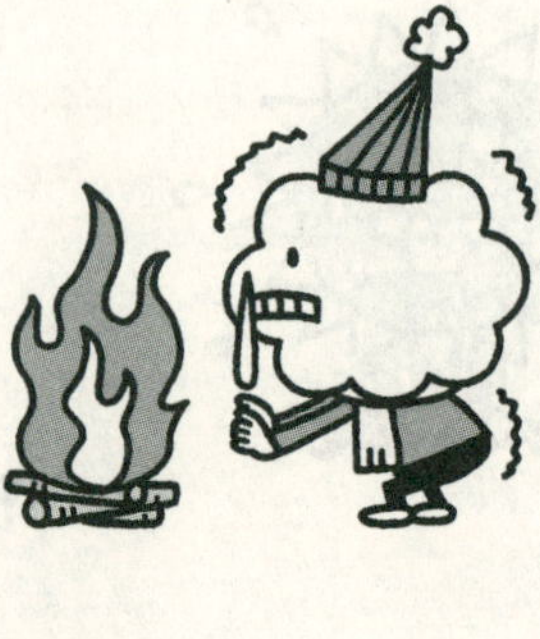

PART 4

朝だけ・昼だけプチ断食ダイエット ―― 119

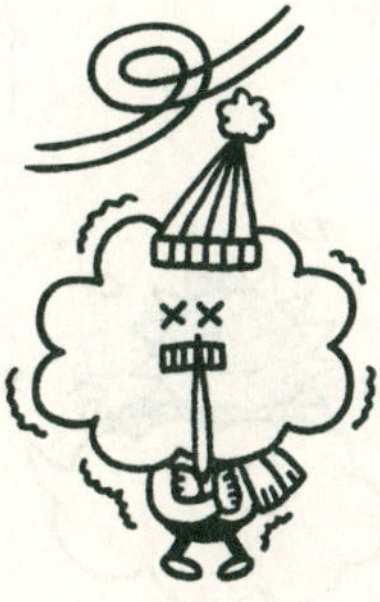

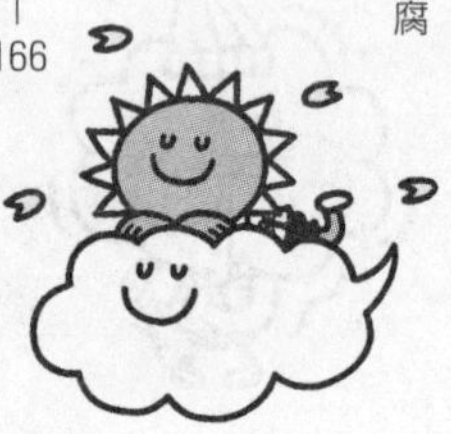

PART 5 北風と太陽のごはん――167

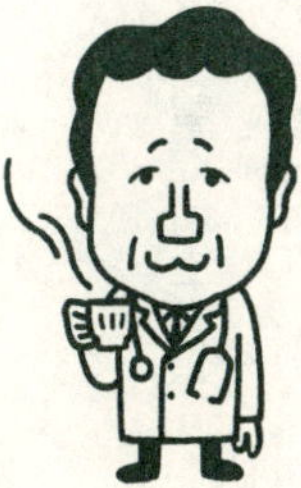

温風ティーブレイク

第一次世界大戦で病気が減った？

第一次世界大戦中のデンマークはドイツ軍に海上封鎖され、農産物などの輸入ができなくなり食糧不足に。

そこで「黒パンとじゃがいもと野菜があれば健康を保てる」と主張し、変わり者扱いされていたヒンドヘーデ医師が食糧局長に招かれたのです。

彼は家畜に与えるぶんの穀物や野菜も人間が食べるように指導し、国民は大戦の5年間をしのぎました。

こうして戦後、統計をとってみると、ガン、脳卒中、心臓病、糖尿病、痛風など、慢性病の罹《り》患《かん》率は減少し、年間の死亡率が34%も減るという結果が出たのです。

PART 1

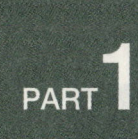

プチ断食は〝断食〟じゃない

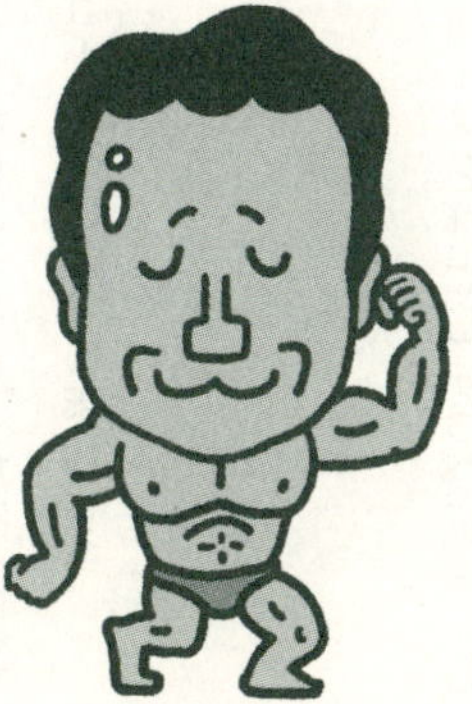

画期的！遊べる文庫

パラパラめくるとやせま〜す！

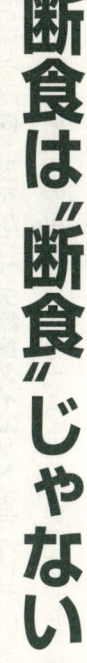

いしはらゆうみの1日

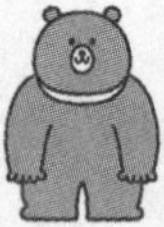

私、いしはらゆうみは、みずから**プチ断食ダイエット**を実行しています。そのおかげで、静岡県伊東市の自宅からクリニックのある東京まで新幹線通勤し、1年じゅう休みなく仕事をしているにもかかわらず、からだは健康そのものです。まずは、そんなある日のスケジュールをご紹介しましょう。

たとえば、ある日のスケジュール

6時00分　起床

朝食は、にんじん・りんごジュース2杯としょうが紅茶（しょうが紅茶とは、すりおろしたしょうがを紅茶に入れたもの。

詳しくは102ページを参照）1杯
（お小水）

7時20分　自宅を出発
7時43分　伊東駅着
（お小水）
7時47分　ローカル線に乗車し、熱海駅で下車
（お小水）
8時26分　新幹線に乗車
（車内でお小水2回）
9時35分　クリニックに到着（お小水）、仕事開始
12時00分　昼食
診療や取材などで忙しいため、しょうが紅茶2杯だけ

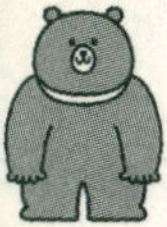

16時46分　新幹線に乗車
18時15分　帰宅。このあと5㎞ジョギングし、1日1回だけの食事。
　ワイン、日本酒などを少し飲みますが、肉、卵、牛乳はとりません。肉は幼少のころから50年ぐらい食べたことがなく、卵は人に食べるようにいいますが、自分は食べられないのです。牛乳を飲むと下痢をします。結局、魚介類（エビ、カニ、タコ、イカ）しか食べません。

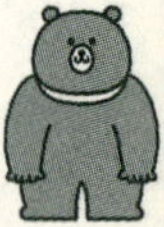

20時00分まで、テレビを見たり、うたた寝したりしてゆっくり過ごします。
20時00分～23時00分　本を読んだり、勉強したり、執筆したりして、お風呂
　に入って就寝。
※しょうが紅茶とにんじん・りんごジュースの利尿作用のおかげで、午前中だけで6回もトイレに行くので、よけいな水分がからだにたまりません。

※運動は毎日のジョギングのほか、週に2回、日曜日と木曜日にウエイトトレーニングをしています。ベンチプレス100㎏とスクワット150㎏を維持しています。トレーニングのあとはサウナに入ってさっぱりします。

いかがでしょう。1日に1食、しかも元気の出そうな肉類などはとりませんが、病気もなく、運動もこなし、からだは快調そのものです。

しょうが紅茶は黒砂糖を入れて、朝1杯、クリニックに着いたら1杯、昼2杯、帰る前に1杯と1日に5～6杯は飲んでいます。このため、トイレ（お小水）には頻繁《ひんぱん》に行っているので、水太りになる心配はありません。太っている人はあまり排泄《はいせつ》しませんが、それは摂取カロリーが多くて消費エネルギーが少ないから太るというだけではなく、水太りです。だからやせるときは、トイレ（お小水）によく行くようになります。

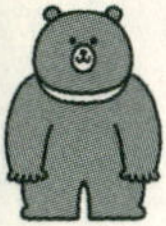

食べ過ぎは万病のもと

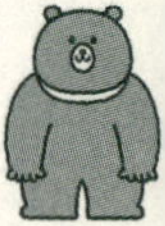

昔から「食べ過ぎは万病のもと」といわれていますね。これは、どうしてなのでしょうか？　人間が「物を食べる」ということを、もう一度、考え直してみましょう。

自動車はガソリンを燃料にして動きます。では、人間は？　もちろん、物を食べて、それを体内でエネルギーにかえて、活動しています。ですから、人間のエネルギー源は食べ物です。

では、たくさん食べればエネルギーが満タンになって、よく動けるからいいのかというと、けっしてそうではありません。むしろ、食べ過ぎはからだに悪いのです。

胃腸に大量の血液が必要に

私たちのからだは、60兆個にもおよぶ細胞からできています。これらの細胞は、血液が運ぶ栄養素、酸素、水、免疫《めんえき》物質などによって養われています。ですから、どの細胞にも、きちんと血液が行きわたることが、からだを健康に保つためにとても重要です。

ところで、食べた物を消化し、栄養素を吸収するのは胃腸の役割です。物が入ってくると胃腸は一生懸命に働いて、食べ物を消化し、吸収しようとします。このとき、胃腸には、大量の血液が必要になります。

胃腸にたくさん血液が必要になるということは、本来、血液を必要とする別の部分、筋肉、脳をはじめ、いろいろな臓器に血液が行きわたらなくなることを意味します。血液が行きわたらないということは、そこに必要な栄養

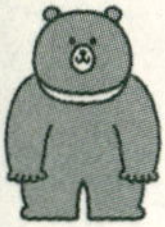

や水、酸素などが運ばれなくなるわけですから、その部分に病気や疲労など、不調が起こりやすくなってしまうのです。

つまり、

食べ過ぎる

↓

消化活動のため、胃腸に大量の血液が必要になる

↓

他の臓器へ行くべき血液が不足する

↓

病気が発生しやすくなる

ということなのです。

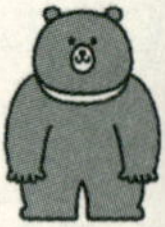

また、食べ過ぎで体内に栄養があり過ぎると、そのすべてを、エネルギー

として燃焼することができないため、余剰物・老廃物がからだのなかにどんどんたまっていきます。これは、からだのなかにゴミがたまっていくようなもの。肥満、高血圧、痛風、糖尿病など万病の原因にもなります。

こういった理由から「食べ過ぎは万病のもと」といわれているのです。でも、今は、ほんとうにおなかがすいているわけではないのに、お昼だからといって昼食を食べたり、3時だからといっておやつを食べたり。なかには、夕食のあとに、テレビを見ながらスナック菓子をほおばったりする人もいます。これでは、食べ過ぎになるのは当たり前でしょう。

日本は今、飽食の時代といわれています。相変わらず、グルメブームも続いています。でも、ちょっと待ってください。食べ過ぎは、確実にあなたを太らせ、からだの調子を悪くしてしまいます。このことをまず、しっかり頭に入れておいてください。

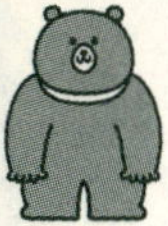

なぜ太るの？

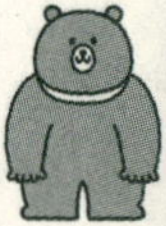

「たくさん食べれば太る」ということはだれもが知っています。でも、現実にはたくさん食べているのに太っていない人や、あまり食べていないようにみえるのに太っている人などいろいろな人がいます。これはどうしてなのでしょうか？

人間は食べ物を食べ、それを体内でエネルギーにかえて動いています。このエネルギーは、すべて使ってしまえば問題ないのですが、使いきれないと、余ったエネルギーが中性脂肪として体内に蓄積されてしまいます。これが太るということです。たくさん食べるのに太っていない人は、食べたぶんのエネルギーを、しっかり使いきっているのです。逆に、少ししか食べていないのに太るという人は、食べたぶんのエネルギーを使いきっていないということが考えられます。

水を飲むと太る?

よく「水を飲んでも太る」という人がいます。水にはカロリーがありません。ですから、これはおかしな話と思われるかもしれません。でも、じつは、水はからだの冷えや肥満と、大いに関係があるのです。

人間の体重の60%以上は水が占めています。ですから、3日間水分をとらないと死んでしまうといわれるぐらい、人間のからだにとって水はなくてはならないものです。

しかし、必要のない水は、汗や尿として、からだの外に出るようになっています。ただし、この不要な水が、体内からうまく出てくれない場合があり

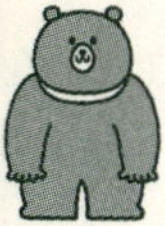

ます。これがいわゆる〝むくみ〟の状態です。

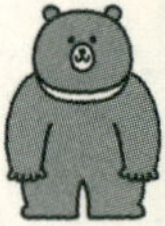

トイレの回数が少ない人や、ほとんど汗をかかないという人は、からだのなかに余分な水がたまって、むくんでいる可能性があります。体内によけいな水分があるということは、それだけからだが冷えているということ。つまり、**北風体質**になっているのです。

冷えている人は太る

ところで、からだにとり入れられたエネルギーは、次の3つの方法で消費されます。

①基礎代謝《たいしゃ》……別名、安静時代謝。生きていくために最低限必要なエネルギーで、まったく動かないときにも消費されている。

②生活活動代謝……労働や運動など、からだを動かすことによって使われる

エネルギー。

③食事誘発性熱代謝……食事をすることによってからだが温まること。

これら3つの代謝がうまくいかない状態を〝産熱障害〟といいます。これは、エネルギーがうまく消費されないために、からだの新陳代謝がきちんと行なわれず、体温が低下してしまうことです。

温度が低く寒いところでは、暑いところにくらべてお湯がわきにくいのはみなさんもご存じのとおり。同じように体温が低いと、エネルギーは燃えにくくなってしまい、きちんと消費されないのです。

むくんで**北風体質**になっている人も同じことです。体内によけいな水分をためこんでいる人は、からだが冷えていますから、体温も低くなっています。これではエネルギーがうまく消費されません。ですから、それだけ太りやすいというわけです。

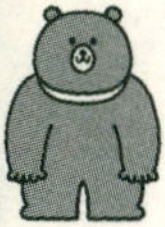

1日3食は元気半減

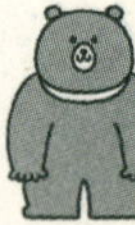

「1日3食、30品目を、バランスよくきちんと食べましょう」とお医者さんや栄養士さんは必ずいいます。いろいろな食品を1日3回に分けてバランスよく食べることで、私たちの健康に必要な栄養素が過不足なくとれるという理屈ですね。

私はこの考え方には疑問をもっています。むしろ、1日3食では元気が半減してしまうと考えているのです。

あなたの1日を思い出してみてください。一般的に「朝ごはん抜きはよくない」といわれているから、朝、起きたら、食欲もないのに「朝ごはんを食べなくちゃ」と考えて、むりに何かを食べて仕事に出かけていませんか?

また、お昼休みになれば、あまりおなかがすいていなくても、同僚や友人とランチへ。ここで、ボリュームたっぷりの昼食をとることに。

そして、3時のティータイムには、会社のだれかの出張みやげや差し入れをいただいてしまう。残業になれば、またちょっと何かをつまんでひとがんばり。そして、帰宅したらひと息ついて夕食……。

ここまで極端ではないかもしれませんが、仕事をしている人は、だいたい1日をこんなふうに過ごし、食事や間食をしているのではないでしょうか？

ここで、みなさんにお聞きしたいのですが、あなたはほんとうにおなかがすいて、食事やお菓子を食べていますか？

おなかがすいてから食べている？

「朝だから」「昼休みだから」「ティータイムだから」と、ほんとうはおなか

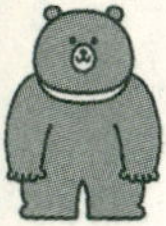

がすいているわけでもないのに、ついみんなに合わせて、習慣で食べてしまっていませんか？

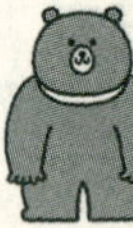

これは問題ですね。ほんとうにおなかがすいていなくても食べていては、食べ過ぎになってしまいます。また、これだけ何度も食べ物を口に入れていると、胃腸も休むヒマがありません。

前にも述べましたように、食べ物を消化・吸収するのは胃腸です。1日に何度も食べ物をとると、そのたびに胃腸は働かなければならなくなり、疲れてきます。そのうえ、胃腸を動かすために大量の血液が必要になりますから、からだの他の部分に血液が行きわたらなくなって、その部分が悲鳴をあげることになります。

ですから、1日3食を習慣づけて、食欲もないのに、むりして食べる必要はないのです。

むしろ、むりして3度食事をすることによって、からだの元気が半減してしまうのです。

「朝はしっかり食べよう」という言葉をよく耳にします。でも、朝、食欲がない人も多いはず。それなのにむりに食べようとするのは、私はまちがいだと思います。

動物は何億年にも及ぶ生命の歴史のなかで、物を食べないことによって病気や調子の悪いところを治すという自然治癒力を備えてきました。その力が働いて、からだが「朝から食べたくない」というサインを出しているのに、むりに食べようとするのはおかしなことなのです。

自分のおなかに聞いてみてください。「ほんとうにおなかすいてる?」と。そして「食べたくない」という答えが返ってきたら、そのときは食べなくてもいいのです。そして、胃腸を休ませてあげてください。

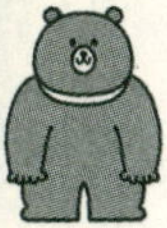

体温上昇でやわらかいからだ

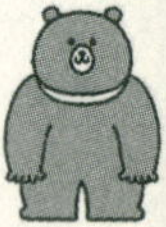

私たちは、寒いところに行くと、からだを縮こませてかたくします。これは、筋肉を緊張させせて、寒さからからだを守ろうとする本能なのです。また、寒いところでは手がかじかんでかたくなり、動かなくなりますね。それで、手をこすったり、息を吹きかけて温めたりします。

一方、暖かいところに行けば、そんなことはしません。からだを縮こませる必要もありませんし、手が動かなくなるということもありません。

こういった経験からもわかるように、冷えるとからだはかたくなります。人間は、からだがかたくなると動きが鈍くなり、その結果、思わぬケガをしたり、事故にあったりすることがよくあります。

現代人はからだがかたい？

暖かいところでは、人間のからだは縮こまることもなく、活発に動くことができます。それは、暖かいところでは血管が開き、血液の流れがよくなって、からだがやわらかくなっているからです。からだがやわらかくなっていれば、身のこなしも軽く、思うように動くことができます。

このことからもわかるように、温度とからだのやわらかさには大きな関係があります。気温ですらそうなのですから、体温はさらに重要です。

たとえば、朝、目覚めたとき、すぐには起きあがれなかったり動けないという経験は、だれでも思い当たるはず。これは、朝は体温が低く、からだがかたくなっているからなのです。

体温の上昇とともに、からだはやわらかくなっていくので、だんだん動き

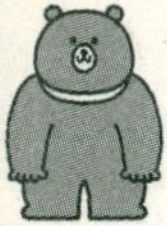

やすくなっていきます。

このように、体温が上昇すれば、血行がよくなってからだがやわらかくなり、身軽に動けるようになります。しかし、現代人は、どんどん体温が低くなっていて、平熱が36度以下の人もたくさんいます。これではからだがかたいのは当たり前。もっと体温にも関心をもつべきだと私は思っています。

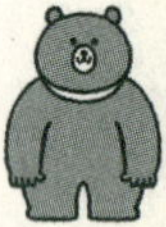

体温が上がれば臓器も動き、やせやすくなる

私たちは寒いときにはじっとしていることが多くなりますが、気候のいい春から初夏などは、活発に過ごしたくなりますね。じつはからだのなかの臓器もこれと同じです。

体温が低く、からだが冷えていると、臓器も縮んであまりしっかり動いてくれません。しかし、体温が上がって、血行がよくなり、からだがやわらかくなってくると、臓器はしっかり動いてくれるようになります。臓器がしっかり動いてくれると、からだの調子がよくなり、身軽にスムーズに動けるようになるというわけです。

それだけではありません。じつは、体温が1度上がると、基礎代謝が12％も上がるといわれています。基礎代謝とは、人間が生きていくうえで必要なエネルギーのこと。じっとしているだけでも消費されるエネルギーのことです。基礎代謝量は年齢や性別、体型などによってかわりますが、単純に体温が35度の人と36度の人をくらべると、36度の人のほうが12％もエネルギーを多く消費するという計算になります！

からだをやわらかくするのも、やせやすい体質になるのも、じつは体温が重要なのです。このことを忘れないように、体温にも気を配るようにしてください。

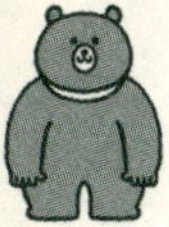

おなかを温める

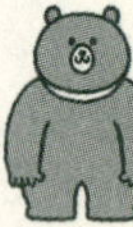

北風体質の人は、からだが冷えているということを最初に述べました。そして、この体質の人たちは、たいていおなかが冷えているという事実があります。

漢方では、おなかを〝お中〟と書き、からだの中心として重視しています。なぜなら、おなかには、胃腸、肝臓、膵《すい》臓《ぞう》をはじめ、女性なら子宮など重要な臓器が集まっているからです。

女性のおなかを触診してみると、たいていの女性はおへその上と下では温度が違います。おへそより上は温かいのに、おへその下は冷たい人が多いのです。こういう人のおへそのあたりを指でたたくと、ポチャポチャと水がたまっているような音がします。これは、漢方では振水音《しんすいおん》といい、胃の中に水がたまっていることをあらわしています。

こういった人は、下半身にも水がたまりやすいので、どうしてもおなかが冷えてしまうのです。

おなかが冷えると、さまざまな不調が

おなかが冷えると、おへそから下の下腹部、腸、下肢《かし》も冷え、もともと下半身にあった熱や血液が行き場を失って上へ上へとのぼってきます。このため、心臓がドキドキしたり、胸が苦しくなったり、肩や背中に余分な血液がとどこおって肩こり、首のこり、背中の痛みなどを起こす原因になります。

さらに熱や血液が上昇すると、のどに何かがつまったような状態になったり、顔がのぼせて赤くなったり……。あるいは咳《せき》や口臭に悩まされ、精神的

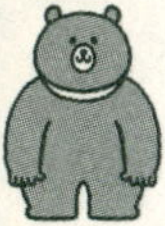

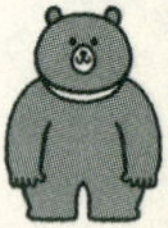

にもイライラしたりします。
このように、熱や血液が上に向かう症状が強くなると、逆に下に向かう力は弱まるので、さらに下半身が冷え、便秘、膀胱《ぼうこう》炎、生理不順などの症状が起こります。こうした状態がずっと続くと、卵巣嚢腫《のうしゅ》、子宮筋腫《きんしゅ》、子宮癌《がん》など、婦人科系の病気を起こしやすくなる危険もあります。

おなかの冷えは腸の冷え

また、おなかが冷えているということは、当然、腸も冷えていますから、下痢をしたり、逆に働きが悪くなって便秘になったりします。便秘になると、老廃物が体内にたまっていくので、からだにいいわけがありませんね。

このように、おなかの冷えは、さまざまな病気をひき起こす原因になります。ですから、まず、おなかを意識して温めるように心がけましょう。

おなかを外側から温めるには、下着を厚手のものにするとか、2枚つけるとか、寝るときは腹巻きをするとか、おなかにカイロを入れる（ただし、低温やけどに注意）といった工夫をしてみましょう。

そして、からだの内側からも、おなかを温めるように心がけましょう。そのためには、おなかを温める食品を意識して食べるようにして、冷たいもの、おなかを冷やす食品は避けるようにしましょう。

漢方では、からだを温める食品を陽性の食品、冷やす食品は陰性の食品として分類しています。これについては、120ページ以降で詳しくご紹介していますので、そちらを参照してください。

おなかは文字どおりからだの中心です。おなかを温めることが、からだを温める第一歩です。そして、それが健康的なからだになるための、もっとも簡単で早い方法なのです。

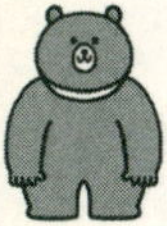

からだを温める

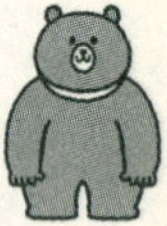

からだが冷えている**北風体質**の人は、からだに入ってきたエネルギーが、基礎代謝や生活活動代謝、食事誘発性熱代謝としてうまく消費されない産熱障害を起こしています。からだを温めてこの状態を解消し、**温風体質**にしないと、やせにくいということは、前にもご説明しました。そこで、ここでは、からだを温める方法を考えてみましょう。

食べ物と運動

からだを内側から温めるには、からだを温める食べ物や飲み物をとることがたいせつですが、これはのちほどご紹介します。(120ページ〜参照)

同時に、基礎代謝がアップするように、からだの脂肪を燃やし、筋肉がつく運動を行ないます。とはいえ、運動が苦手な人に急に「運動をしなさい」といっても、それはむりな話。むりは続きませんから、まずは、ウォーキング（散歩）から始めることをおすすめします。だいたい30分以上歩けば、血行がよくなり、基礎代謝も上がります。散歩はストレス解消や気分転換にも役立ちますから、ぜひ実行してみてください。また、腹筋運動やスクワットなども代謝アップには有効です。（180ページ～参照）

からだをしっかり温めるお風呂の入り方

食べ物や運動に加えて、もっと手軽にからだを温める方法があります。それはお風呂。みなさんはほとんど毎日、お風呂に入りますよね？　このお風呂を利用して、からだをしっかり温めるのです。

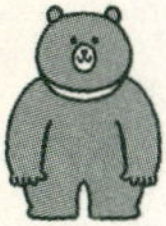

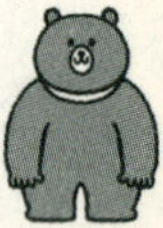

お風呂に入ってからだが温まると、毛穴や汗腺が開いて体内にたまっていた老廃物が排出されます。また、リンパ液の流れがよくなり、消化器官や泌尿器官などの働きがよくなって、体内のよけいな水分も排出され、水太りの解消に効果を発揮します。

お風呂に入るといっても、それはシャワーだけですませるということではありません。きちんとバスタブにお湯をはって、つかります。

●入浴方法

バスタブに42度以上の熱めのお湯をはる

↓

まず、バスタブに3分間つかる

↓

バスタブから出て、からだを洗うなどして3分間
↓
バスタブに3分間つかる
↓
バスタブから出て、シャンプーをするなどして3分間
↓
バスタブに3分間つかる

この入浴方法で発汗作用が高まり、からだがじっくり温まります。これを1週間に3回ぐらい実行してみてください。それがむずかしい場合は、バスタブにみかんやしょうぶ、ゆずなどを入れてみましょう。それだけでも、しっかりつかればからだが温まります。

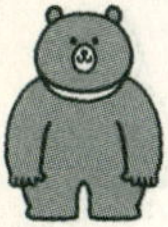

プチ断食できれいなからだ

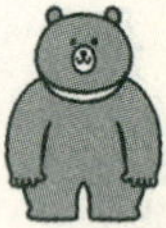

プチ断食ダイエットは、朝食のかわりにしょうが紅茶を飲むという簡単なダイエット方法ですが、これを実行すれば、胃腸や他の臓器が休む時間ができるので、しっかり働くようになり、その結果、体内にある水分や老廃物がからだの外に出やすくなります。

つまり、簡単にいえば、尿や便がよく出るようになり、からだがすっきり軽くなるのです。まさに、からだの内側からきれいになっていくのです。また、水分や老廃物が出やすくなるということは、結果的にからだの冷えをとり、温めることになります。からだが温まれば、基礎代謝も上がり、やせやすいからだになるのです。

肌や髪もきれいになる!

女性がいつまでも若々しく、きれいでいるためには、美しい肌をつくることが一番です。

具体的に美しい肌とは、

・血色がよい
・ツヤや潤いがある
・やわらかで弾力がある
・シミ、ソバカス、シワなどがない

といった条件があげられます。

お風呂上がりやサウナに入ったあと、運動でたっぷり汗をかいたあとなどは、肌の血色がよく、やわらかくなって、さっぱりした顔になります。

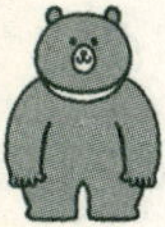

これは、お風呂や運動で体温が上昇し、皮膚の血行がよくなっているからです。

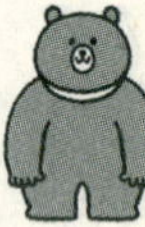

からだが温まると血液の通り道である血管が開き、血液が流れやすくなります。それで血行がよくなり、酸素や栄養が十分に運ばれ、肌も若々しく保たれるというわけです。

こう考えてみると、からだが温まれば、肌は美しくなるということですね。確かに寒い冬は肌も乾燥して荒れやすくなりますが、汗をかくような暖かい時季になると、肌が乾燥するということはなく、しっとりしてきます。

ちなみに、毛髪も皮膚の一種なので、肌と考え方は同じ。肌のコンディションがいいときは、髪にも潤いがあり、きれいなはずです。

プチ断食ダイエットで重要な点は、からだを温め、冷えをとるということにあります。そのために、しょうが紅茶やしょうが湯など、からだを温める食品をとるわけですが、これは結果的に血行をよくすることにもなりますから、肌も自然に美しくなってくれるというわけです。

便秘はキレイの大敵！

便秘になると吹き出物ができたり、肌荒れになってしまったりします。しかし、便秘が解消すると、肌もきれいになります。

また、ノーベル賞を受賞したロシアの医学者・メチニコフは「腸内の腐敗は老化の原因である」といい、便秘の怖さを指摘しています。

プチ断食ダイエットは、胃腸を温め、休ませることができるので、じつは便秘の解消にも効果が期待できます。

プチ断食ダイエットで、スリムな体型だけではなく、肌や髪、からだの内側もきれいになれます。さあ、やる気がわいてきたのではないでしょうか！

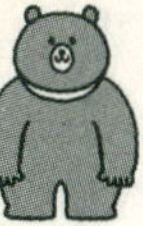

温風ティーブレイク

クレオパトラの美貌の秘密は？

絶世の美女・クレオパトラの健康と美《び》貌《ぼう》の秘密は、センナという緩《かん》下《げ》剤を毎日使って腸の汚れをとり、月2回、吐《と》剤《ざい》を使って過食の害を防いでいた点にあったそう。

6000年も前のピラミッドの碑文には「人はその食べる量の4分の1で生き、残りの4分の3は医者が食っている」と書いてあるくらいですから、エジプト人は過食の害を十分に知っていたのでしょう。

当時のエジプト人のあいさつは「汗をかきますか？吐いていますか？」だったそう。過食を慎んだからこそ、あれだけ壮大な文明を築けたのかもしれません。

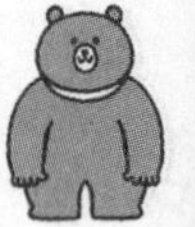

PART 2

北風と太陽のスイッチ

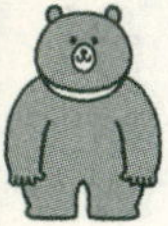

北風と太陽の体質を知る

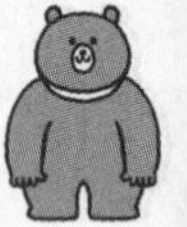

「はじめに」で書きましたように、人の体質は大きく3つに分けられます。ひとつめはからだがいつも冷えている**北風体質**。女性の多くは、この**北風体質**です。ふたつめはからだがいつも熱い**太陽体質**。これは一部の男性にみられます。

人間のからだは**北風体質**でも**太陽体質**でもうまく機能してくれません。やはり、温かい風が吹く**温風体質**にならなければ、健康な状態とはいえないのです。

温風体質になるためには、**北風体質**の人は、からだを温めて温風が吹くようにしなければなりませんし、逆に**太陽体質**の人は、からだをクールダウン

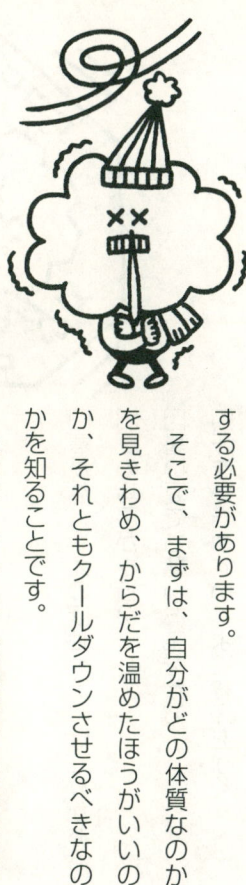

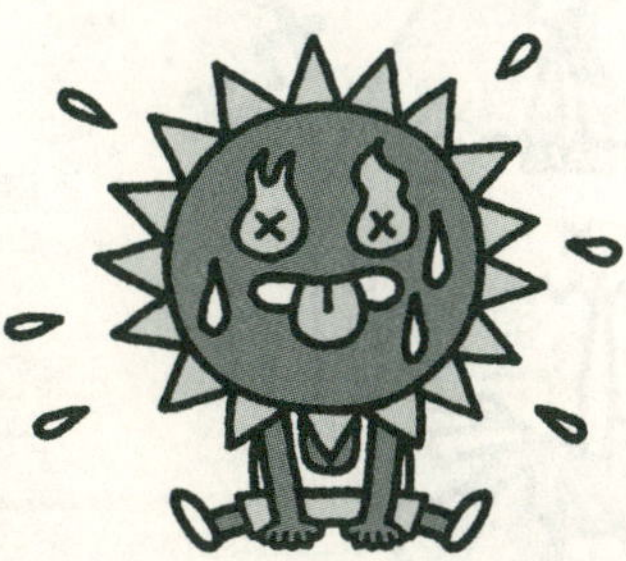

する必要があります。

そこで、まずは、自分がどの体質なのかを見きわめ、からだを温めたほうがいいのか、それともクールダウンさせるべきなのかを知ることです。

次のページから、**北風体質**と**太陽体質**のそれぞれの特徴をあげています。自分の思い当たる項目をチェックして、自分がどちらの体質なのかを判定してみてください。

どちらの体質にも半々くらいあてはまっている人は、からだはすでに**温風体質**で、健康体であるということです。

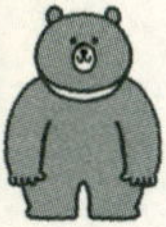

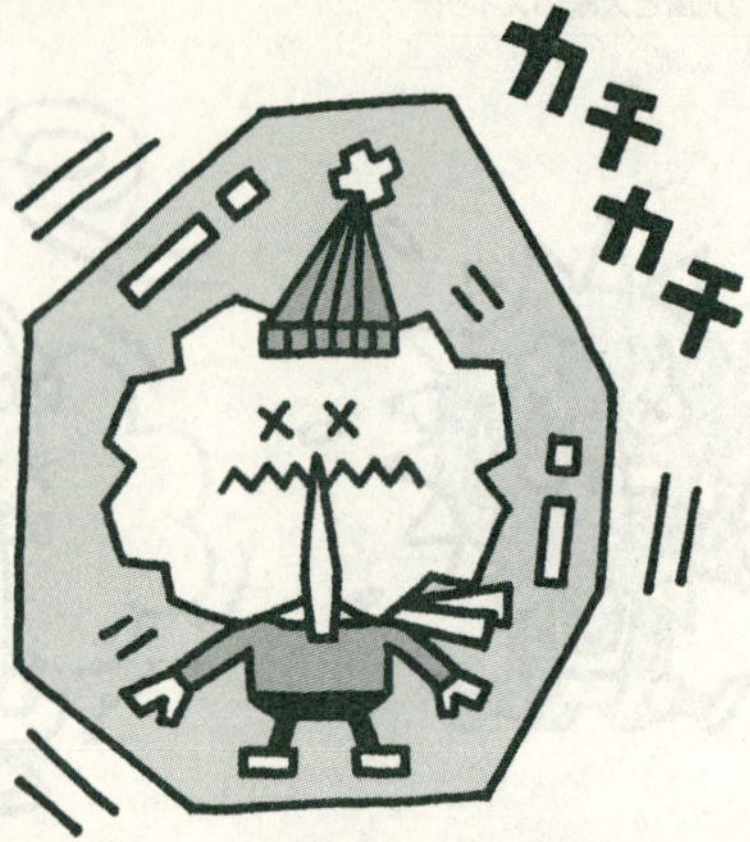

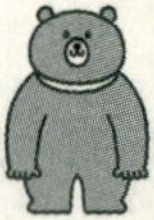

北風体質の特徴

からだがつねに冷えて、とても冷たい**北風体質**。顔が青白く、元気がないのが特徴です。顔が赤くほてっている人でも、下半身にあるべき熱が上半身に上がってきている冷えのぼせの人は、**北風体質**になります。

□寒がり（冷えのぼせや足のほてりがある）
□夏の冷房がきらい
□暑い夏でも熱いお茶を飲む
□汗をかきやすい、よく寝汗をかく

□あまり食欲がない
□すぐ疲れる
□よくこむら返りを起こす
□低血圧、または低血圧ぎみ
□髪は多いが、しらがも多い
□鼻水やたんはうすくて水っぽいのが出る
□下痢しやすい、軟便ぎみ
□生理不順で生理痛もある
□透明か白色のおりものが出る
□体重（kg）÷（身長cmー《マイナス》100）が0・95以下

以上の項目に半分以上あてはまる人は**北風体質**です。

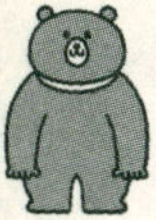

太陽体質の特徴

いつも元気でパワフルな**太陽体質**。どちらかというと男性に多くみられます。元気なので、一見、問題がないように思われがちなのですが、心筋梗塞《こうそく》や脳溢血《いっけつ》といった病気で突然倒れたりするのはこのタイプです。

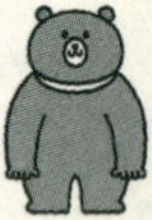

□暑がり（いつもからだが熱い）
□暖房がきらい
□冬でも冷たい飲み物を飲む
□運動したとき以外はあまり汗をかかない
□食欲旺盛でよく食べる
□いつも元気で声も大きい

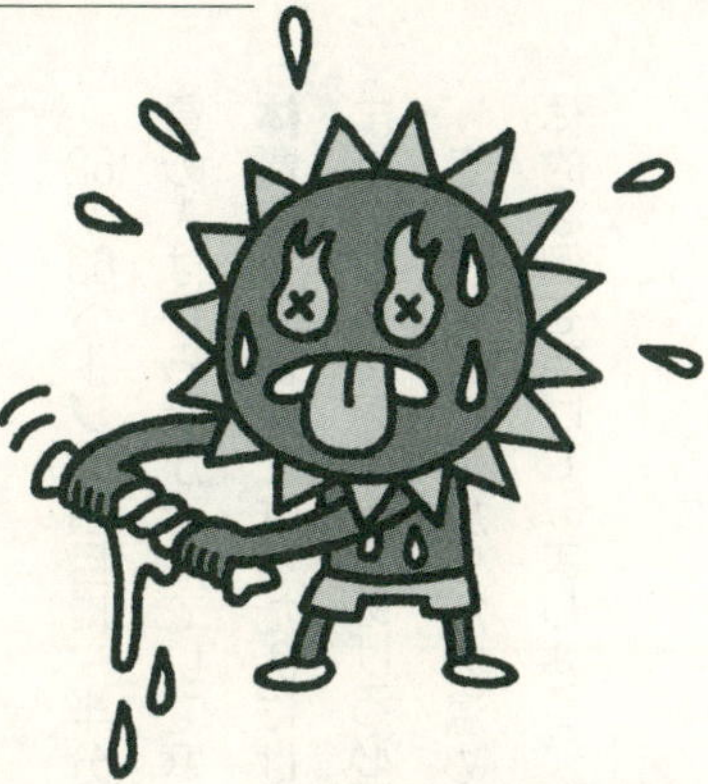

□高血圧、または高血圧ぎみ

□髪は少ない、またははげている

□濃くて黄色っぽいたんや鼻水が出る

□便秘ぎみ。太くてかたい便が出る

□生理は早めにくる。出血が大量

□黄色っぽいおりものが少量出る

□体重（kg）÷（身長cm－《マイナス》100）が1・05以上

以上の項目に半分以上あてはまる人は**太陽体質**です。このタイプの人はからだが熱過ぎるので、熱をとるようにすることが必要です。

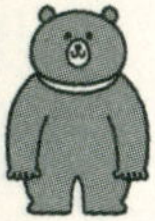

暖房スイッチON

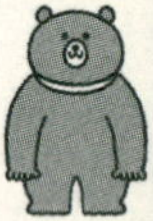

62〜63ページの項目に、半分以上当てはまった人は**北風体質**です。この体質の人はからだが冷えていて寒がり。体温が低く新陳代謝が悪いので、**温風体質**にして健康になるためには、からだの暖房のスイッチをONにする、つまり、からだを温めてあげる必要があります。

では、実際に、からだを温めて**温風体質**になるにはどうすればいいか。具体的な例をあげてみましょう。

・**プチ断食をする**……**プチ断食**はからだを温めることにポイントを置いています。**温風体質**になるためには、もっとも効果的な方法です。

・**入浴&サウナ**……お風呂やサウナに入ってからだが温まると、血液やリンパ液の流れがよくなり、新しい酸素や栄養素が皮膚や筋肉、内臓に行きわたります。そのため、筋肉のこり、痛みがやわらぎ、消化器官、泌尿器、生殖器、内分泌器官などすべての器官がよく働くようになります。また、全身の毛穴や汗腺が開き、からだのなかの老廃物が排泄《はいせつ》されます。

・**運動**……ウォーキング、テニス、水泳など何でもかまいませんが、運動習慣のない人がいきなり過激な運動を始めると、

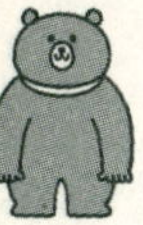

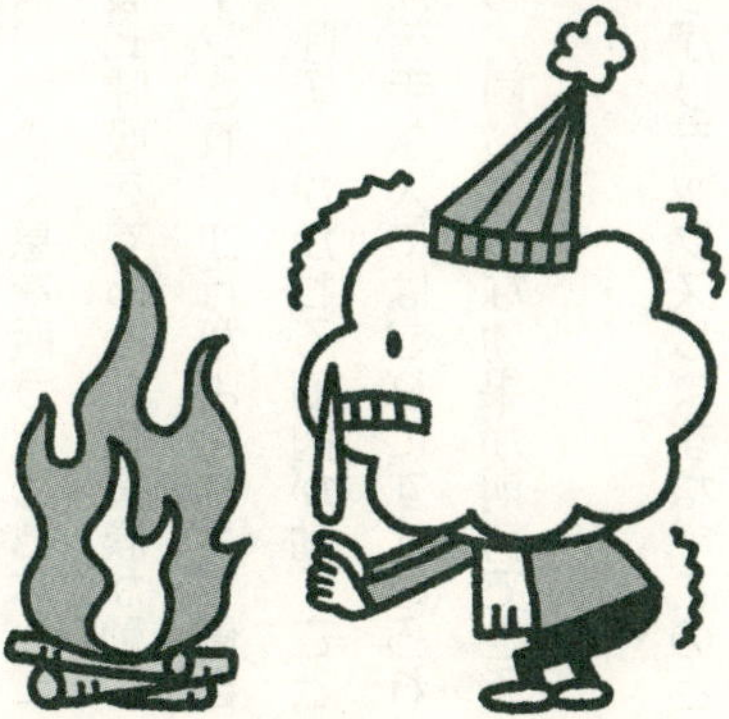

ケガをしたり事故につながります。181ページでご紹介している太陽の下で深呼吸することから始めてみてください。

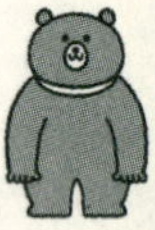

・**カラオケ（声を出す）**……歌を歌うときは、大きく息を吸うためおなかに力が入り、自然と腹式呼吸になります。腹式呼吸をすると、横隔膜が動いて、胃腸、肝臓など内臓の器官がマッサージされ、血行がよくなって働きがよくなります。また、大胸筋をはじめ、呼吸にかかわる筋肉が動くことによって発熱も促進されます。カラオケが苦手な人にはむりにすすめられませんが、大きな声を出して話すだけでも、同じような効果が期待できるでしょう。

・**笑うこと**……心から大声で笑うと、気持ちがリラックスしますね。このとき、脳のなかの神経細胞からβ《ベータ》-エンドロフィンという物質が分泌され、気分がよくなります。気分がよくなると血行もよくなり、体温が上昇します。

・**お酒を飲む**……「酒は百薬の長」ともいわれます。適度の量を飲めば、体温が上昇し、健康にもよいことは周知の事実です。ただし、アルコールなら何でもいいというわけではなく、日本酒の熱《あつ》燗《かん》、赤ワイン、焼酎のお湯割り、紹興酒のお湯割り、ウィスキーのお湯割り、たまご酒、梅酒などに限ります。

・**からだを温める食品を食べる**……120ページ以下を参照してください。

さあ、まずは実行できることから始めてみましょう。

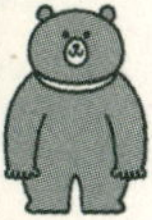

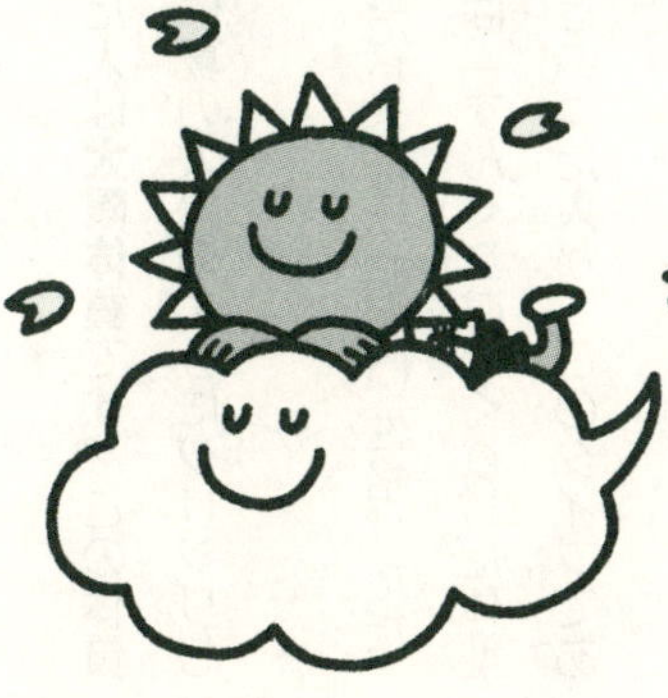

冷房スイッチON

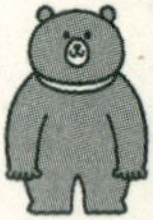

64～65ページの項目に半分以上あてはまった人は**太陽体質**です。この体質の人は、たいてい筋肉の発達がよく、からだは夏の太陽のようにジリジリしているので、いつも暑がっています。

活動的で食欲があり、声が大きく物事にこだわらない明るい性格。ただ、女性にこのタイプは少なく、どちらかといえば「ずんぐりむっくりした体型の赤ら顔で、活力のある高血圧ぎみの男性」といった人が、このタイプであることが多いのです。

この**太陽体質**の人は一見元気なのですが、食べ過ぎや栄養過多で生活習慣病になったり、脳卒中や欧米型の癌《がん》などで、ある日突然、病に倒れる……と

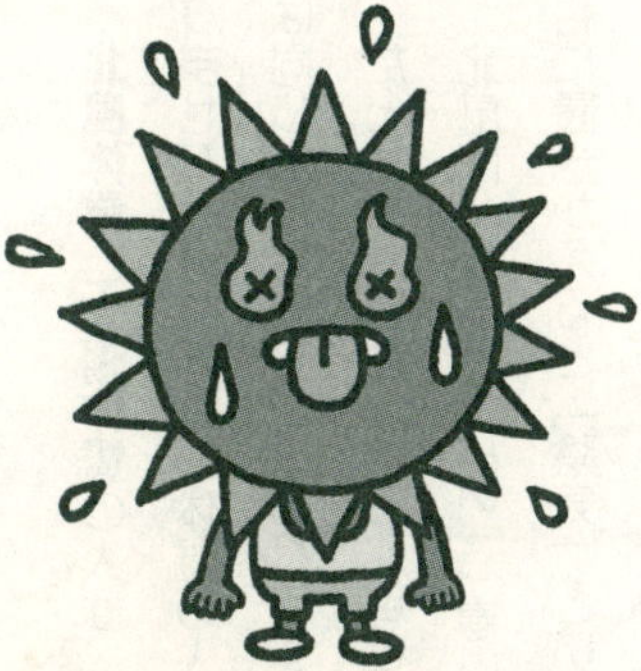

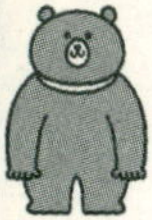

いうことが起きやすいのです。

ですから、**北風体質**の人とは逆に、からだを温める食品を控えることはもちろん、逆に野菜やくだもの、酢の物など、からだを冷やす食品をとることと、食べ過ぎを慎むことが必要になります。

ギラギラ暑い太陽のようなからだを、さわやかな温風の吹く心地よいからだにすること。そのためにはからだの冷房スイッチをONにして、からだを冷やします。つまり、からだにあふれている余分な熱をとり去ることです。

北風と太陽の性格診断

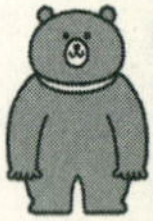

北風体質と**太陽体質**の人は、からだにあらわれる症状だけが違うのではありません。それぞれの体質の人がもつ性格にも特徴があり、同じ体質の人には同じような傾向がみられます。

たとえば、自然現象で北風と太陽を考えてみましょう。

北風は「冬」「冷たい」「寒い」「暗い」というイメージがあり、人間の性格に置きかえると「陰気」という言葉であらわすことができます。

一方の太陽は「夏」「暑い」「明るい」というイメージがあり、これを性格に置きかえると「陽気」であるといえます。

このように、**北風体質**と**太陽体質**は、性格もまったく反対。でも、北風の人も、太陽の人も、**温風体質**に近づいて健康になってくれば、性格もおのずと変わってくるはずです。まずは、それぞれの性格の特徴をみてみましょう。

北風体質の人の性格

さきほど陰気という言葉を使いましたが、**北風体質**の人は、内向的でおとなしい性格の人が多い傾向があります。

しかし、そのぶん、根気がありがまん強いのも特徴です。ただし、物事をスピーディにこなすことができないので、判断力が

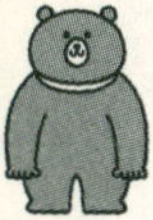

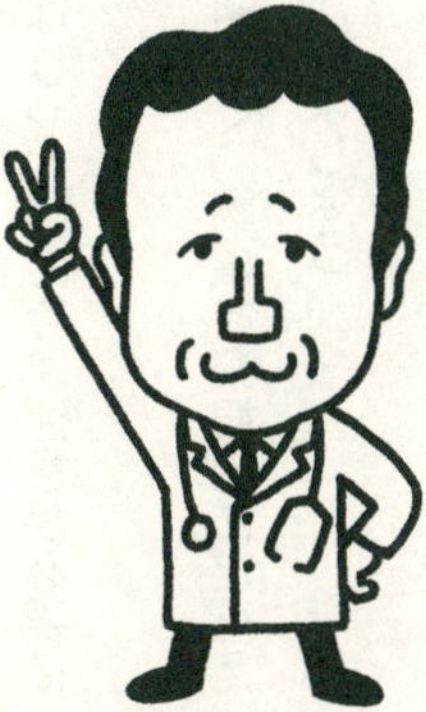

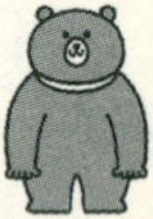

鈍く、また、何に対しても悲観的でうらみっぽいという一面もあります。

こういった性格の傾向から、うつ病やノイローゼになりやすいので、注意が必要になります。

なるべく明るく、物事を楽観的にとらえるように心がけましょう。

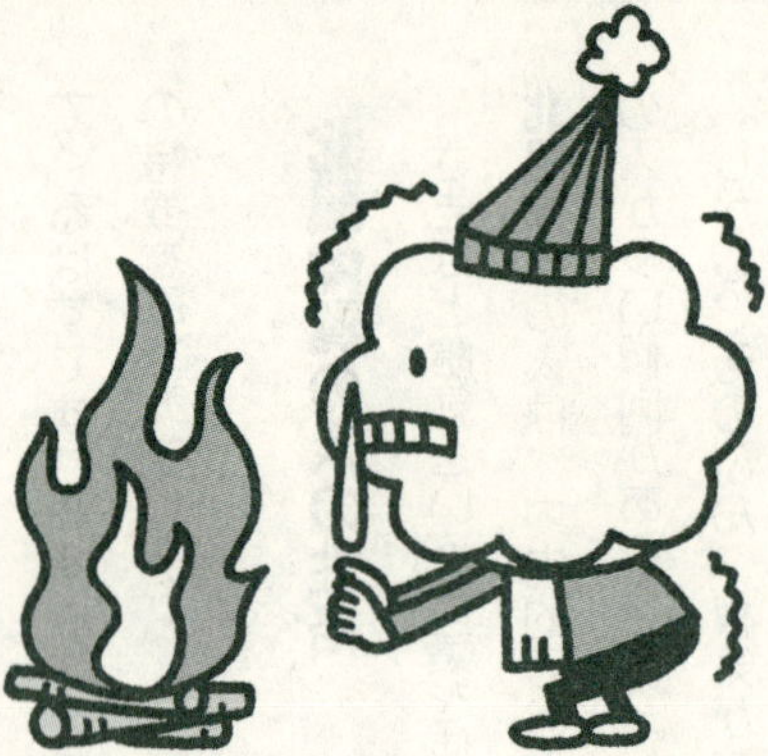

太陽体質の人の性格

太陽体質の人の性格は、**北風体質**の人とまったく逆と考えることができます。社交的でよく話し、行動もスピーディ。

しかし、怒りっぽく、がまん強さや粘り強さがありません。ただし、物事に対してこだわりがなく、何事も楽観的にとらえ、うらみはすぐに忘れてしまいます。

うつ病やノイローゼにはなりにくいのですが、誇大妄想になったり、短気で興奮しやすいという特徴がありますので、人とトラブルを起こしやすくなる傾向がありますから、気をつけましょう。

最後に、好きな食べ物について少しふれますが、**北風体質**の人は、塩からいものや温かいものを好む傾向があります。これは、塩からいものが体温を上げることを本能的に知っているからです。

一方、**太陽体質**の人は、酢のきいたものや香辛料を好む傾向があります。これは、酢や香辛料が体温を下げる食品なので、そういう食品をからだが必要としているからと考えられます。

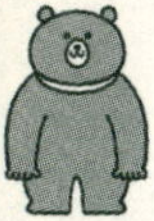

水を出すとやせる

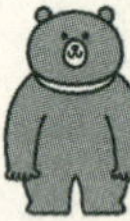

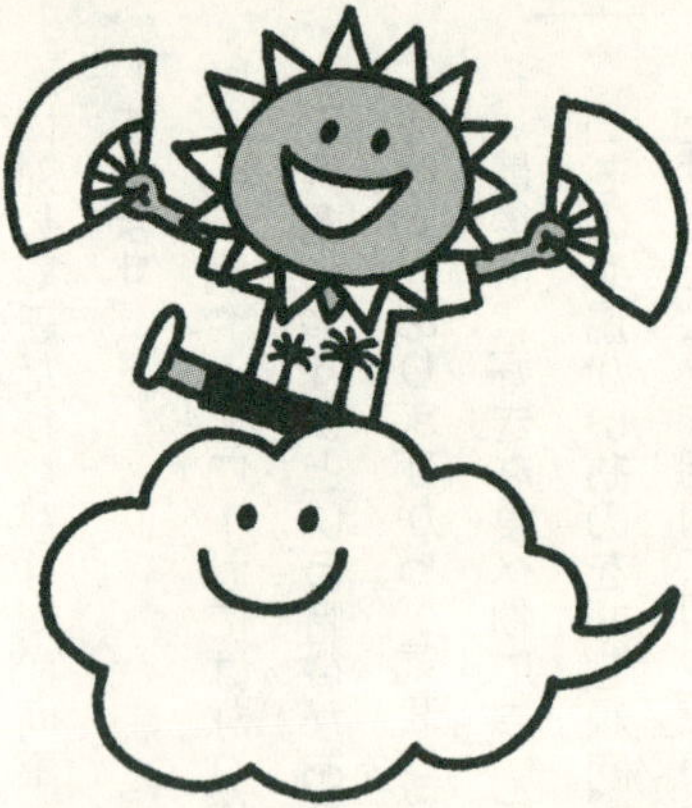

私は今までの経験で、太った人はトイレの回数が少なく、やせている人は回数が多いという印象をもっています。トイレに行かないと、それだけからだに水分をためこむことになり、冷えて代謝が悪くなります。

プチ断食ダイエットを始めると、みなさん、お小水がよく出るようになります。それは体内のよけいな水分がどんどん排出されているということなので、いい傾向なのです。というよりも、**プチ断食ダイエット**でどんどん水分を出せば、からだは自然にやせて健康になれるのです。

下半身デブは水分のせい

女性の体型で共通した悩みは〝だいこん足〟や〝下半身デブ〟だといわれます。これは、よけいな水分が下半身にたまってむくんでいるのが原因です。ビニール袋に水を入れてぶらさげるところを想像してみてください。水をたくさん入れれば入れるほど、袋は下ぶくれになっていきます。つまり、水分は下へ下へと下がっていくものなのです。

これは、人間のからだのなかでも同じこと。体内に水分があり過ぎると、どんどん下のほうに水がたまっていきます。それで下半身がむくむのです。水がたまっているところは当然冷えますから、下半身が冷えてつらい思いを

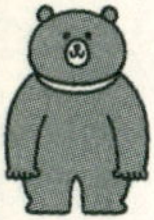

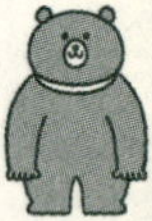

しなければなりません。

そもそも漢方の考え方では「肥満」と「むくみ」は厳密に区別していません。〝太っている人はむくんでいる〟と考えるからです。

ですから「太る」ということは「からだの中の水分が増える」といいかえてもいいでしょう。からだのなかの水分が増えると、からだは温まりません。いわゆる〝水太り〟の人に冷え性が多いのはそのためなのです。

プチ断食で水分を出せば…

水太りを解消して、スリムな体型になるためには、尿や汗として、いかに水分をからだの外に出すかが問題になることがおわかりいただけたでしょう。上手にやせるためには、からだの冷えをとって、よけいな水分を減らさなければならないのです。

いいかえれば、体内のよけいな水分を出せば、下半身の冷えとむくみ（肥満）が解消し、やせるということです。

プチ断食ダイエットは、からだを温めて体内のよけいな水分を排出し、**北風体質**を**温風体質**に変えることを第一に考えた方法です。そのため、からだを温める効果の高いしょうがや利尿作用のある紅茶をとり入れています。つまり、水分過剰で太っているからだから、よけいな水分を排出して健康に、そしてスリムにしてくれる……。それが**プチ断食ダイエット**なのです。

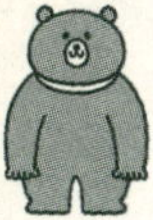

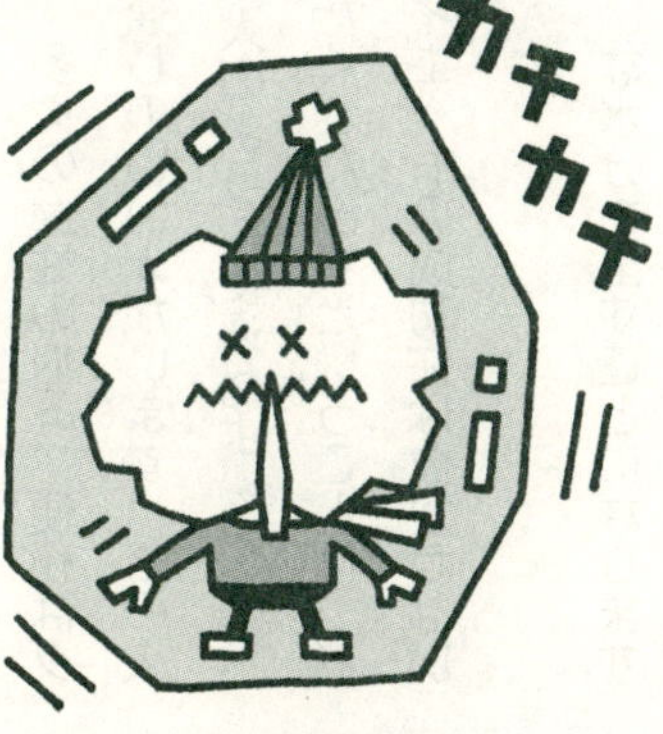

うんちを出すとやせる

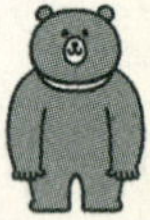

あなたはスムーズなお通じがありますか？　多くの女性の悩み、便秘はダイエットの大敵です。私の友人に、とてもお通じのいい人がいます。その人は、ほぼ毎食後、お通じがあるのです。この人のように便通がよい人には、まず、太っている人はいません。毎日、便をたくさん出すということは、老廃物をきちんと出しているということで、ダイエットの成功には欠かせない条件のひとつです。

便を大量に出すということは、一緒によけいな水分も出すことになりますから、水太り解消のためにも、便秘は解消しなければなりません。

それで「ダイエット食品」といって売られている物は、緩下《かんげ》作用（おなか

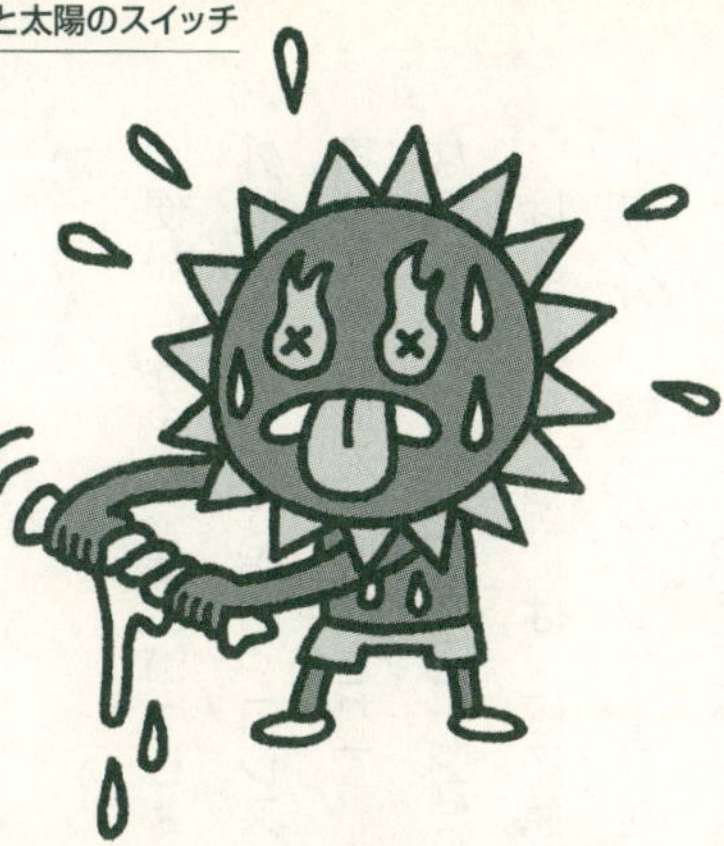

をゆるくする作用）があるものが多いのです。しかし、強い緩下作用をもつ大黄《だいおう》やセンナなどを頻繁《ひんぱん》に使っていると、健康をそこなうこともあるので注意が必要です。

食物繊維で便秘を解消

緩下作用のある食品や薬に頼ることなく、健康的に便通をよくするためには、まずは食物繊維の多い海藻類、豆類、ごま、ごぼうなどを積極的に食べるようにしましょう。

食物繊維は腸のなかにある糖、コレステロールなどの余剰《よじょう》物や、発癌《がん》物質、ダイオ

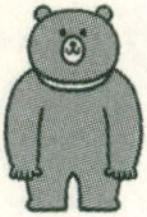

キシン、残留農薬などの有害物質を吸着して、便といっしょに排泄してくれる、つまり、腸の大そうじをしてくれる働きがあるからです。

便秘になると、便といっしょにからだの外に出されるべき脂肪やコレステロールが再び腸から血液に吸収されて、高脂血症になり、それが肥満の原因にもなります。

ほかに便秘解消には、腹筋運動や、ウォーキング、腹部のマッサージをして腸の働きをよくするといった方法も効果的です。

しかし、もっとも大事なのは、おなか、

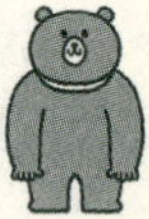

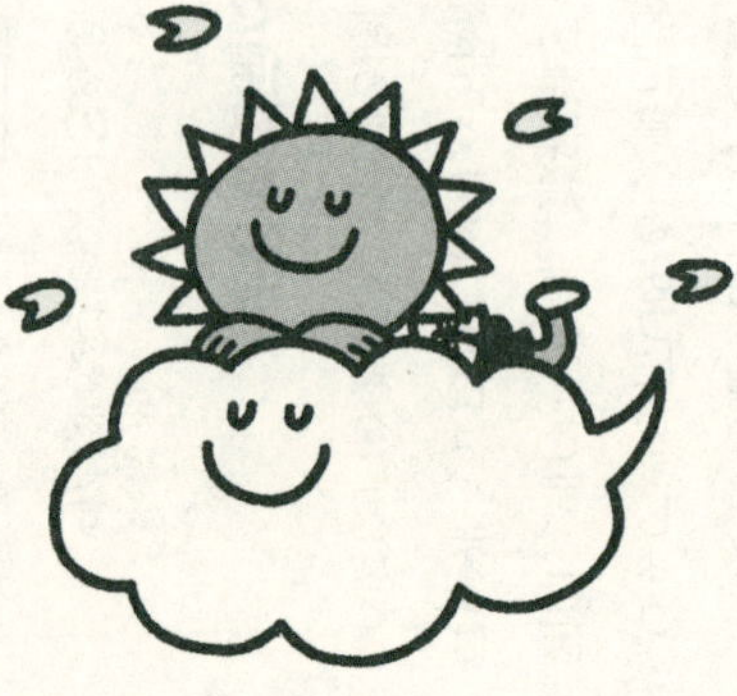

つまり腸を冷やさないことです。水太りの人は、腸が冷えているので、働きがにぶくなっています。冷えて体温が下がれば腸のなかの温度も下がり、機能が低下してしまうのです。つまり腸がきちんと便を出すように働かなくなるのですね。これが便秘です。

　こういう人には、よくいわれる「起きたときに冷たい水や牛乳を飲む」という方法はかえって逆効果です。それより、サウナに入ったり、お風呂に入ったりして腸を温めてあげると、次の日には便通があるでしょう。

　プチ断食ダイエットをすると、便の出がよくなり、体重が減ります。これは、しょうが紅茶などのからだを温める食品をとることによって、腸のなかの温度が上がって、腸がきちんと働くようになるからです。腸も**北風体質**から**温風体質**にきりかわるのです。こういう理由から、**プチ断食ダイエット**は、便秘の人にも、もってこいのダイエットなのです。

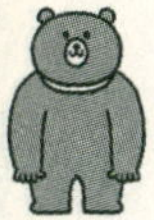

プチ断食でやせる

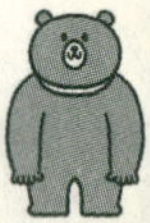

プチ断食ダイエットは、1日まったく何も食べないというような過激なダイエット方法ではありません。本格的な断食には医師の指導が必要ですし、だれもが簡単に始められるというものでもありません。

でも、この**プチ断食ダイエット**は違います。けっしてがまんやむりをすることなく、だれでも簡単に続けられる究極のダイエット法です。

1日1食だけ、しょうが紅茶を飲む

朝、寝坊したときに朝食をとる時間がなかったとか、仕事が忙しくて昼食をとるタイミングを逃してしまったとか、食事を1回ぐらい食べそこねることは、だれにでもあります。でも、それであなたはからだの調子が悪くなったことがありますか？　1食ぐらい抜いても、それほど影響はなかったはずです。

じつはこれが**プチ断食**。1日に1食、朝食だけを抜くという方法なのです。しかも、食事を抜くといっても、まったく何も口にしないというわけではありません。食事のかわりにしょうがを入れた飲み物、しょうが紅茶を飲むのです。

なぜ、しょうが紅茶を飲むのかという理由は、のちほどじっくりご説明しますが、

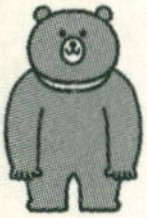

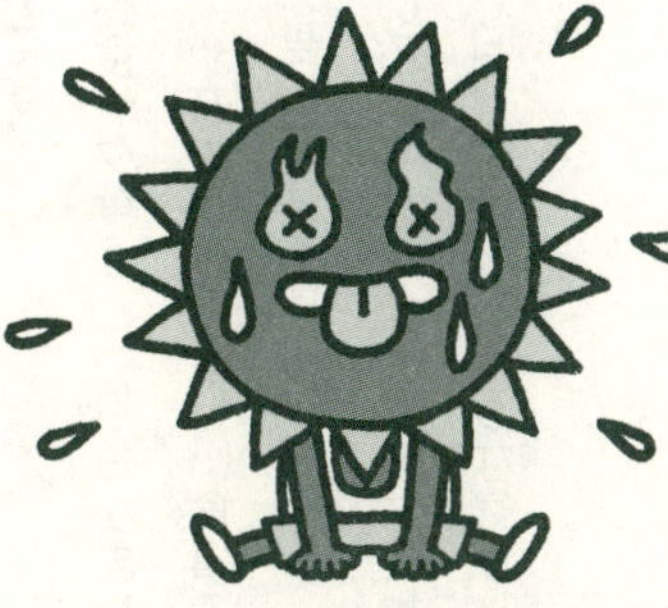

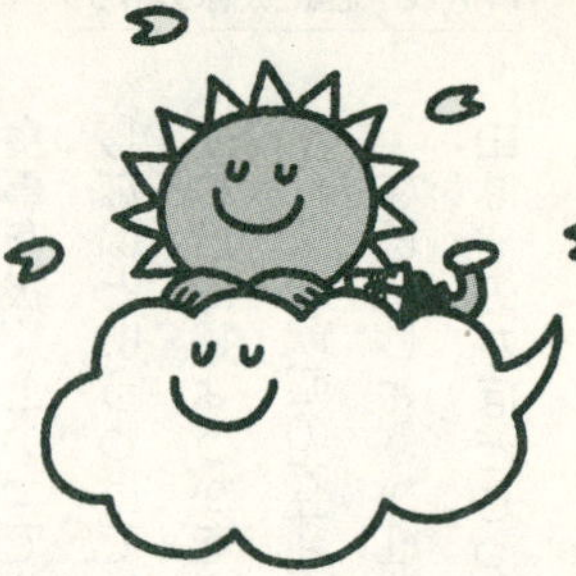

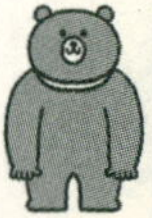

しょうがにはからだを温め、冷えをとる効果があるのです。これを利用したのが**プチ断食ダイエット**です。

もちろん、昼食や夕食はとってもかまわないので、友人や恋人からの楽しい食事のお誘いを断る必要もありません。

これなら、いろいろなダイエット法に挫《ざ》折《せつ》したあなたでも、続けられそうな気がしませんか?

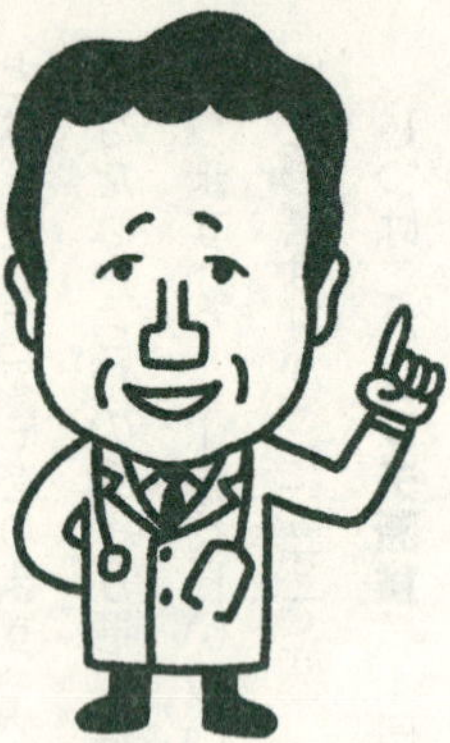

プチ断食を行なうと…

プチ断食を行なうと、胃腸への負担が軽くなって排泄機能が高まります。つまり、尿や便がよく出るようになるのです。尿や便がよく出るようになるということは、体内のよけいな水分や老廃物がからだの外に出てくれるということですから、それだけダイエット効果は上がります。

つまり、からだの内側からきれいになっていくのです。

そのほかにも、**プチ断食**を行なうと、次のような効果が期待できます。

・**病的細胞が消える**……食べ物が入ってこないと、健康な細胞が病気で弱っている細胞を食べて消してくれる。そのため、病気の治りがよくなる。

・**脳波にα《アルファ》波が出て、リラックスできる。**

ダイエットとともに、こんなにいろいろな効果が期待できる**プチ断食**。健康に、そしてきれいになるためのダイエット方法なのです。

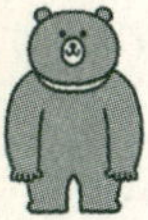

温風ティーブレイク

イギリスで紅茶が飲まれる理由

イギリス人の生活と紅茶はきってもきり離せません。

しかし、一般の国民の間に紅茶が浸透したのは19世紀になってから。コレラが発生し、多くの犠牲者が出たとき、その伝染源が〝水〟だということがわかり、予防に「水はわかしてから飲もう」という匿名の記事が雑誌に掲載されました。するとこの記事に賛同者が続々あらわれ、単なるお湯よりも紅茶をいれて飲もうということになったのがきっかけなのだそう。

事実、紅茶のカテキンはコレラの予防に威力を発揮します。当時、それを知っていた人がいたのでしょうか?

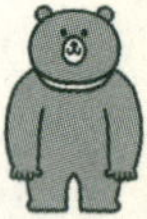

PART 3

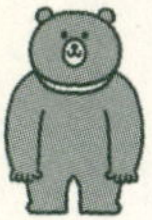

プチ断食でさわやか温風

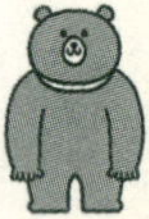

プチ断食は1日2食

では、いよいよ**プチ断食ダイエット**の方法についてご説明しましょう。〝断食〟とはいっても、あくまで〝プチ〟がついているところがミソ。食べないのは朝食だけで、昼食と夕食はとってもいいのです。

ところで、朝食を英語でbreakfast（ブレックファースト）といいますが、これはbreak（ブレイク）＝やめる、とfast（ファスト）＝断食を合わせた言葉です。つまり、夕食後何も食べない状態＝断食、断食をやめる＝断食後の最初の食事という意味です。たとえば、前の日の夕食を夜8時に食べたとします。次の日の朝食が朝の8時とすると、夜食やアルコールをとらなければ、12時間断食をしたことになります。厳しい断食をしたあとは、いきなりたくさん食べず、少しずつ普通食にもどしていくのと同じように、朝食も断食後、最初の食事と考えられますから、たくさん食べないほうがいいのです。ただし、人間の脳や全身の臓器を活動させるために、糖分は必要です。糖分が不足して低血糖状態になると、脳が働かずにボーッとし、全身がだるくなったりします。ですから、まったく何も口にしないというのも問題です。

プチ断食ダイエットでは、朝はしょうが紅茶1~2杯を飲むだけ。しょうが紅茶には黒砂糖かはちみつを入れて、からだに必要な糖分を補給します。これだけではつらいという人は、りんごを食べてもかまいません。

昼食は軽めに。普通食なら腹八分目にしてください。また、薬味をたっぷりかけたそばは、からだを温めてくれるので、これもおすすめです。

1日に数回、しょうが紅茶を飲めば、夕食は好きなものを食べてかまいません。アルコールも適量ならOKです。

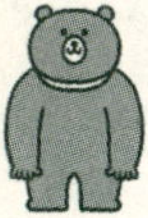

プチ断食はひもじくない

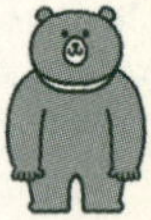

　前のページでもご説明したように、**プチ断食ダイエット**は、朝食のかわりと1日に数回、しょうが紅茶を飲むだけという簡単な方法です。あとは昼食や夕食はとってもかまわないので、ダイエットにありがちな〝空腹感〟と闘う必要がありません。ですから、今までいろいろなダイエットに挑戦しては失敗を繰り返してきた人でも、長く続けることができるのです。

　とはいえ、朝、しょうが紅茶1～2杯とりんごだけでは、お昼までにおなかがすいてしまうのでは？　と思う人もいるかもしれません。でも、それもだいじょうぶ。心配はいりません。

　その秘密は〝甘味〟にあるのです。

黒砂糖やはちみつもOK

しょうが紅茶には黒砂糖かはちみつを入れて飲みます。

「ダイエット中に、そんな甘いものをとっていいの？」と思う人もいるでしょうが、黒砂糖やはちみつはミネラルやビタミンをたくさん含んでいて、からだを温める作用があるので、ぜひとりたい食品なのです。

ほとんどのダイエットは「甘いものは避けましょう」といいますが、**プチ断食ダイエット**は違います。からだを温める黒砂糖やはちみつをしょうが紅茶に入れることによって、女性の大好きな甘味を楽しむことができるのです。

朝、甘味をとると、意外にそれだけで満足でき、空腹感はなくなるものです。空腹感や甘いものをがまんすることなく、手軽にできる**プチ断食ダイエット**。さっそく始めてみませんか？

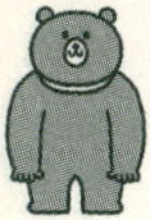

中級プチ断食ダイエット

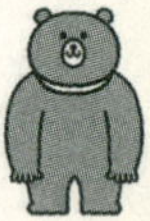

90〜91ページでご紹介した**プチ断食ダイエット**を1〜2週間続け、慣れてきたら、休日に中級**プチ断食ダイエット**に挑戦してみてください。まずは、半日断食から。半日**プチ断食**では、朝と昼の2食を抜いて、にんじん・りんごジュースを飲みます。もし、空腹感があったら、黒あめを1〜2個なめるか、黒砂糖かはちみつを入れたしょうが紅茶を適宜飲みます。

・**半日プチ断食のメニュー**

朝食＝にんじん・りんごジュース／コップ2・5杯（にんじん2本＋りんご1個）

昼食＝にんじん・りんごジュース／コップ3杯（にんじん1本＋りんご2個）

夕食＝白米ごはん（黒ごま塩をかける）／茶碗六分目、梅干し／2個、しらすおろし／小鉢1杯、みそ汁（豆腐とわかめの具入り）／1杯

半日プチ断食から1日プチ断食へ

半日**プチ断食**が2～3回成功したら、次は上級編の1日**プチ断食**にチャレンジしてみましょう。最初から1日断食するのはむりですが、こうして段階をふんで行なっていけば、安全で理想的にダイエットできます。

方法は96ページを参照してください。なお、こうした**プチ断食**は、薬を常用している人には注意が必要です。必ず主治医に相談してください。

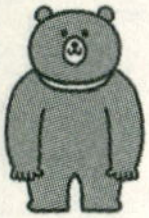

上級プチ断食ダイエット

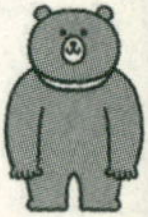

いよいよ上級**プチ断食ダイエット**です。上級では、まず1日断食を1回だけ行ないます。

・1日断食のメニュー

朝食＝にんじん・りんごジュース（にんじん2本＋りんご1個）／コップ2・5杯

10時＝しょうが紅茶（はちみつか黒砂糖入り）／1〜2杯

昼食＝にんじん・りんごジュース（にんじん2本＋りんご1個）／コップ2・5杯

15時＝しょうが紅茶（はちみつか黒砂糖入り）／1～2杯

夕食＝にんじん・りんごジュース（にんじん2本＋りんご1個）／コップ2・5杯（空腹・口渇のあるときは、しょうが紅茶を適宜可）

・断食翌日のメニュー

朝食＝白米ごはん（黒ごま塩をかける）／七～八分目、梅干し／2個、しらすおろし／小鉢1杯、みそ汁（豆腐とわかめの具入り）／1杯

昼食と夕食は和食を中心に、腹六～七分目に

断食後、普通食にもどしていく段階で、失敗するケースが多いようです。

また、自己流で1日断食を続けるのは危険です。2日以上の断食をするときは、必ず、断食指導をしている信頼のおける施設で行なってください。

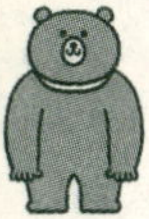

しょうがが効く！

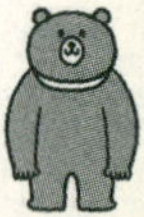

プチ断食ダイエットでは、しょうが紅茶やしょうが湯を飲みます。これはしょうががからだを温める代表的な食品であり、すぐれた薬効をもっているからなのです。

しょうがは熱帯アジア原産の植物ですが、日本には3世紀以前に中国を経て伝わってきたことが『魏志倭人伝《ぎしわじんでん》』という本に記されています。最初は食べ物ではなく、薬として用いられていたようですが、現在でも漢方薬の約70％にしょうがは生姜《しょうきょう》という名で使われています。

新陳代謝を高め、体温を上げる

しょうがの辛味成分には、ジンゲロンやショウガオールという物質が含まれています。なかでもジンゲロンは、血液の流れをよくし、胃腸をはじめとして内臓の働きを活発にしてくれる作用があります。

内臓の働きが活発になると新陳代謝が高まり、体温は上がってきます。すると発汗作用や排尿が促進され、からだのよけいな水分はどんどん外に出ていきます。ですから、水太りの解消にしょうがは大きな効果があるのです。

このほかしょうがには、殺菌、解毒、消臭など、さまざまな効能があるといわれています。

何度も記しているように、**プチ断食ダイエット**では、からだを**北風体質**から**温風体質**にかえることが重要です。そのためには、からだを内側から温める食品をとる必要があります。ですから、からだを温めてくれるしょうがは、なくてはならない食品なのです。

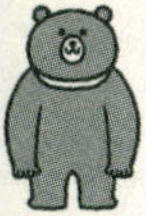

しょうがを入れた飲み物

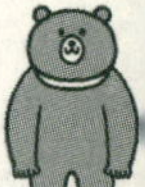

しょうがが冷えたからだを温め、新陳代謝をよくしてくれるということは述べました。このしょうがの効能を利用するのが**プチ断食ダイエット**です。

しょうがはクセが強いために、一度にたくさん食べることはできませんが、飲み物に加えるとおいしくいただけます。そこで、ここでは、しょうがを使ったからだが温まる飲み物のつくり方をいくつかご紹介しましょう。

しょうが湯

お湯にしょうがを入れた、昔から伝わる飲み物です。

・作り方

①しょうが半かけをすりおろし、これをガーゼでしぼって、湯のみに入れる。ガーゼでしぼるのが面倒なら、すりおろしたしょうがをそのまま湯のみに入れてもよい。

②①に熱湯を注ぎ、湯のみいっぱいにする。ここに黒砂糖かはちみつを適量（好みの量）加えて飲む。

チューブ入りのしょうがでもOK

毎回、しょうがをすりおろすのが面倒だという人は、あらかじめ多めにすりおろしておいて、冷凍保存しておきます。しょうが湯を作るときは熱湯を注ぎますから、冷凍しておいたものでもだいじょうぶです。

また、職場などで、いちいちしょうがをおろすことができない場合は、市販のチューブに入ったものを使ってもかまいません。すりおろしたしょうが

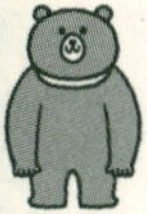

でも、チューブ入りのしょうがを使っても効果はかわりません。

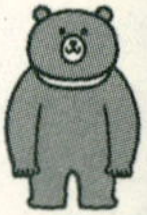

しょうが紅茶

しょうが湯ではちょっと味気ないという人に、ぜひおすすめしたいのが、しょうが紅茶です。

お茶には大きく分けると緑茶、ウーロン茶、紅茶がありますが、原料はツバキ科の常緑樹の茶の木の葉で、どれも同じです。

それなのに色も味も違うのは、製造工程が違うから。緑茶は茶の木の新芽を蒸して、もんで作る不発酵茶、紅茶は茶葉をよくもみ、酸化酵素で発酵させた発酵茶、ウーロン茶はこの中間で、半発酵茶です。

お茶に含まれるカテキンにはすぐれた抗菌作用があり、コレラ菌やO-157、そして胃潰瘍《かいよう》や胃ガンの誘因ともなるヘリコバクター・ピロリ菌にも効果があることがわかっています。また、脂肪を溶かす効果もあり、血中のコレステロールや脂肪の低下にも役に立ちます。

それだけではありません。お茶のカフェインには、血液の循環をよくする働きや、すぐれた利尿作用があり、ダイエットにも効果的です。

しかし、からだにいいといわれるお茶でも、緑茶には、からだを冷やす作用があるので、**北風体質**の人にはすすめられません。そこで、茶葉を発酵させた紅茶のほうをおすすめします。紅茶はからだを冷やさないのです。

・作り方

①温めたティーポットに、茶葉を入れる。茶葉の量は、ティーカップ1杯あたり茶さじ1杯が適量。

②沸騰したお湯をティーポットに入れ、3分間蒸らす。

③カップに紅茶を注ぎ、すりおろしたしょうがを入れる。

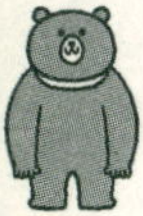

④黒砂糖かはちみつを適量（好みの量）入れる。

※時間的な余裕がないときは、ティーバッグを使ってもかまいません。その場合は、紅茶1杯に1個のティーバッグを使ってください。

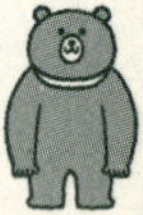

しょうがハーブティー

紅茶のかわりに、ハーブティーにしょうがを入れて飲むのもおすすめ。ハーブティーはリラックス効果が高く、ビタミンCの多いローズヒップや酸味のあるハイビスカスなどいろいろな種類のものが市販されているので、自分のお気に入りをみつけて、試してみるといいでしょう。

・作り方

しょうが紅茶と同じ。ただし、ハーブティーには、黒砂糖よりもはちみつのほうが合う（もちろん、どちらでもお好みで）。ティーバッグを使うと、簡単で便利。

しょうが梅茶

下痢や便秘、胃が痛いといったときに速効性のあるしょうが梅茶。古くから伝わる民間療法のひとつですが、梅干しはからだを温める塩分を多く含んでいるうえに、殺菌作用も強いので、理にかなっているといえます。

・作り方

①梅干し1個を湯のみに入れて、はしで種をとり、果肉をよくつぶす。
②①にしょうゆ大さじ1杯を加えて、よく練り合わせる。
③②にしょうがを入れ、熱い番茶を注いでよくかきまぜる。

このほか、みそ汁にしょうがを入れたり、甘酒にしょうがを加えてもおいしくいただくことができます。

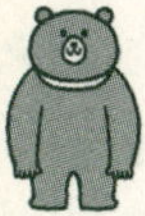

ひもじくならない黒砂糖

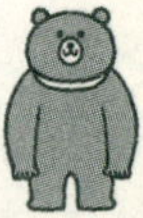

ダイエットの大敵とされている甘いもの。でも、**プチ断食ダイエット**では、紅茶に黒砂糖を入れて飲みますから、甘いものが好きでやめられないという人にはうれしいかぎりです。

現在では、砂糖をとり過ぎるのはよくないといわれ、砂糖の害ばかりが叫ばれていますが、これは白砂糖のほう。白砂糖は精製されているので99％が糖類で、その他の含有物はごくわずかしかありません。

これに対し、黒砂糖にはカルシウム、カリウム、マグネシウム、鉄分など多くのミネラル類をはじめ、ビタミンB_1・B_2などを含んでいるため、適量をとれば、からだにいいことがわかっているのです。（109ページ表参照）

黒砂糖の効用

砂糖の原料になるさとうきびは、インドが原産地。日本には8世紀に唐からやってきた鑑真《がんじん》和尚《わじょう》によってもたらされたと伝えられています。当時は大変な貴重品で、一般の人の口に入るものではありませんでした。

白砂糖の味に慣れている私たちには、黒砂糖の独特の甘さには少し違和感があるかもしれません。しかし、黒砂糖にはいろいろな薬効があります。

中国の権威ある薬物辞典『中薬大辞典』には黒砂糖が「胃腸を丈夫にし、肝臓を温める。血流をよくして、瘀血《おけつ》（漢方で、血液のとどこおりをあらわす考え方）をなごませる」と書かれています。

また、同じ中国の薬膳関係の書物でも、黒砂糖には次のような薬効があるといっています。

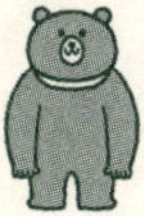

・気持ちを充実させる
・おなかを温める
・血流をよくする
・冷えによって起こる関節痛を治す
・産後の腹痛を治す
・食欲を増進させる

このように、からだを温めて代謝を促進させてくれるので、かえってからだの脂肪や糖分を燃焼させてくれるというわけです。

しょうが紅茶に黒砂糖を入れると、甘くなって飲みやすくなるうえに、からだがポカポカ温まります。そして、甘いものをとった満足感も得られるのでひもじさも感じないのです。

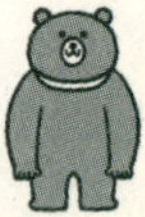

白砂糖・黒砂糖・はちみつの成分比較表(100g中)

		白砂糖	黒砂糖	はちみつ
熱　量(kcal)		384	353	307
タンパク質(g)		0	1.5	0.2
脂　質(g)		0	0	0
糖(g)		99.1	89.9	79.2
カルシウム(mg)		2	293	35
ナトリウム(mg)		0	293	35
リン(mg)		1	39	14
鉄(mg)		0.2	9.0	0.8
ビタミン	A(I.U.)	0	0	0
	B_1(mg)	0	0.02	0.01
	B_2(mg)	0	0.04	0.01
	C(mg)	0	0	3

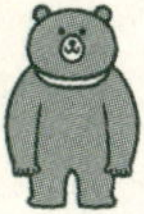

ひもじくならないはちみつ

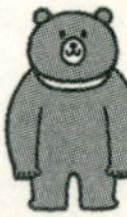

みなさんのなかには、黒砂糖の独特の甘さが苦手な人もいるでしょう。そういう人は、しょうが紅茶にはちみつを入れることをおすすめします。

はちみつの歴史

はちみつの歴史は、1万年ぐらい前にまでさかのぼることができます。しかし、本格的に養蜂が始まったのは4000〜5000年前のエジプトでした。ピラミッドの内壁に養蜂の光景が描かれていることや、王位のシンボルが女王蜂だったことからも、いかにエジプト人がはちみつを大切にしていたかがわかります。

ギリシャでもはちみつは重要な食品とされていて、哲学者のアリストテレスは、はちみつの研究者でもありました。

いつ日本に伝わったのかははっきりしませんが、8世紀にまとめられた『日本書紀』には、はちみつの記述があります。

万能薬、はちみつ！

中国の古典『神農本草経《しんのうほんぞうけい》』に、はちみつは「五臓の諸不足を安じ、気を益し、中《なか》を補い（胃腸によいこと）、痛みを止め、解毒し、百病を除き、百薬を和す。久しく服せば志を強くし、身を軽くする」とあります。

つまり、簡単にいえば、あらゆる病気に効き、からだとこころを強くしてくれるということですね。

ほかにもこんなエピソードがあります。

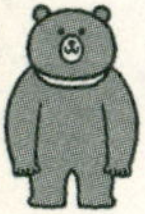

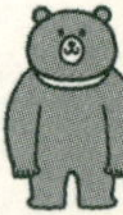

アレキサンダー大王は、遠征先でみずからの死期をさとったとき、自分の遺体をはちみつにつけて運ぶように遺言したそうです。大王はアリストテレスの教え子で、はちみつのもつ強い殺菌作用を知っていたのです。

現代の中国でも、この殺菌作用を利用して、はちみつを細菌性の下痢の治療に使ったり、肝臓病、動脈硬化の治療にも応用しています。

「りんご酢とはちみつ」の長寿食で有名なアメリカのジャービスというお医者さんは「はちみつにはカリウムが大量に含まれている。これが細菌から水分を奪うことによって増殖するのを防止する作用がある」といっています。

このように、はちみつにはいろいろな効能があります。先にあげた殺菌作用のほか、疲労回復、病後の回復期の滋養薬として、また、咳《せき》、声がれ、胃・十二指腸潰瘍《かいよう》、膀胱《ぼうこう》炎、心臓病などにも効き、数えあげたらきりがないぐらいです。

便秘にも効く！

はちみつに含まれるパンテトン酸やコリンは、腸内の善玉菌であるビフィズス菌の成長を助け、腸の健康を保ち、長寿をもたらすともいわれています。ですから、ダイエットの大敵である便秘にもはちみつは有効なのです。

とくに、コロコロの便に悩んでいる人には、はちみつはおすすめです。便がやわらかくすべりがよくなって、出やすくなるからです。

また、はつみつは同量の白砂糖にくらべ、80％のカロリーしかないため（黒砂糖では92％）、同じ甘味をとるなら、はちみつがおすすめです。

このように、いろいろな効果が期待できるはちみつをしょうが紅茶に入れれば、しょうが紅茶がおいしくいただけると同時に、からだにもいいことずくめです。しかも甘いのですから、これを利用しない手はありません。

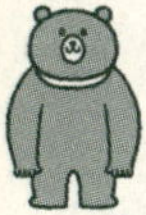

プチ断食で温風体質！

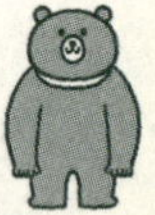

これまで**プチ断食**について、いろいろご説明してきました。**プチ断食**は、完全に食事をとることをやめるいわゆる〝断食〟ではなく、1日のうち、朝食を食べるかわりに、しょうが紅茶を飲むだけという簡単な方法であるということも理解していただけたと思います。

プチ断食は、からだがいつも冷えている**北風体質**の人に、とくにおすすめしたいダイエット方法であるということに、みなさんはお気づきでしょう。それは、しょうが紅茶という、からだを温めてくれる飲み物をとることによって体温が上昇し、からだの新陳代謝が高まり、よけいな水分や老廃物がからだの外に排出されるからです。

人間は断食に慣れている？

プチ断食は1日1食、朝食を抜くだけのダイエット方法ですから、からだに危険はありません。しかし、現代の西洋医学では、1日3食が基本とされていますから、1日2食の**プチ断食**に疑問をもつ人もいるでしょう。

ところで、野生の動物が病気やケガをすると、食べ物を食べずにじっとして治すことをご存じですか？　これは、消化器官を休ませて、生命のエネルギーを病気を治すほうに向けようとする本能なのです。

私たちも病気をすると食欲がなくなりますが、これも同じことです。そもそも人類は長い歴史のうち、現代をのぞくほとんどの期間を飢えて過ごし、空腹に耐えてきたという事実があります。それがここ数十年のあいだに、飽食、美食、運動不足の生活に身を置くようになり、はじめて食べ過ぎという

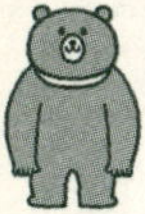

事態を経験しているのです。これは人類が始まって以来なかったことです。

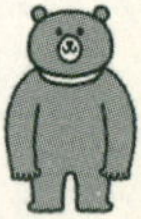

断食でかわるからだ

断食を開始すると、濃い尿が出たり、宿便が出たりと、体内に蓄積されていた老廃物が盛んに排出されるようになります。

また、食べ物が体内に入ってこなくなると、脳や心臓、肝臓、腎臓などは、体内にあるよけいな糖分や脂肪、そして病気の細胞などから栄養をとって、生きるためのエネルギーにしていきます。つまり、病気の細胞は正常な細胞に食べられてしまうのです。これを〝自己融解《ゆうかい》〟といい、断食による病気治癒の重要なメカニズムのひとつです。

私が**プチ断食ダイエット**を提唱しているのは、このような断食の効果によるのですが、もうひとつ、**プチ断食**では、体温が上がるという事実があります。断食をすると、物を食べないので体温が下がるのではないかと思われがちですが、事実は逆で、そのことはこれまでにもふれてきました。

鳥はヒナをかえすとき、ほとんど何も食べずに必死で卵を抱いています。卵は熱の力でかえるのですから、もし、何も食べないことで体温が下がるようなら、これはありえないことです。つまり、食べないことで体温は上昇するのです。

プチ断食ダイエットでは、朝の断食とからだを温めるしょうがの飲み物で、からだの冷えをとっていきます。そして、それは、やせやすいからだになるための最適な方法なのです。

冷たいからだの**北風体質**の人が、**プチ断食ダイエット**で**温風体質**にかわっていくとき。からだには温かな風が吹き、健康でスリムになっている自分に驚くことでしょう。

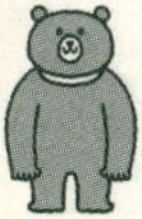

しょうがを求めて大航海！

中世のイギリスでは、1ポンド（約450g）のしょうがは羊1匹の値段に匹敵《ひってき》するほど高価なものでした。そのため、何百年ものあいだ、しょうがは王室と上流階級の人たちのものだったのです。これを一般民衆に広めたといわれるのがヘンリー8世。ペストにしょうがが効くとして、しょうがを奨励したからです。

しょうがが広まると、アジアとの貿易でいちばん大切なこしょうに続き、しょうがは2番目に大切なものとされました。しょうがを求めて大航海へ。今の私たちには想像がつかないようなスケールの大きな話ですが。

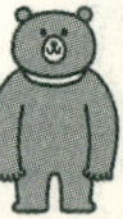

PART 4

朝だけ・昼だけ プチ断食ダイエット

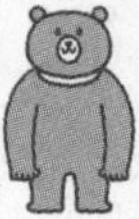

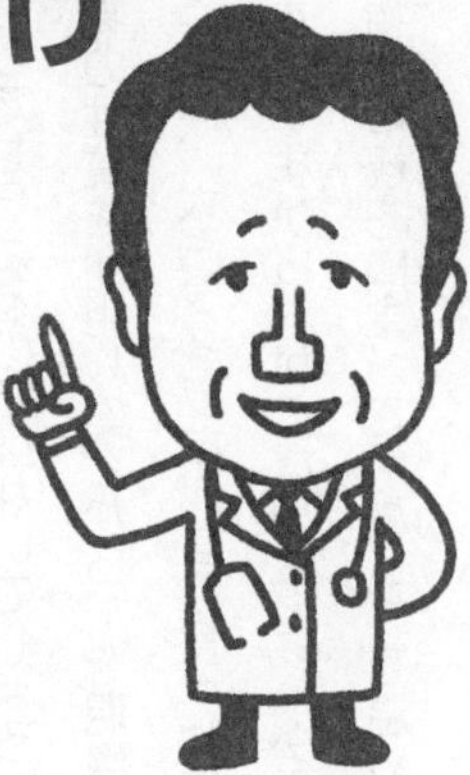

プチ断食ダイエットの食材

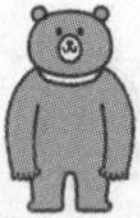

普段あなたが何気なく口にしている食べ物も、じつは北風タイプと太陽タイプに分けることができます。食べ物には〝旬〟というそれがいちばんおいしい時季があることを考えれば、納得してもらえるのではないでしょうか。

プチ断食ダイエットは、この食べ物の性質を利用して、からだを**温風体質**にしていくダイエット方法です。たとえば、太陽タイプに属する食べ物には、からだを温めてくれる作用があります。ですから、からだが冷えている**北風体質**の人は、この太陽タイプの食べ物を積極的に食べて、からだを温め、**温風体質**になるようにします。

北風タイプの食べ物は、からだを冷やします。ですから、からだが冷えて

いる**北風体質**の人にはおすすめできません。

逆に、**太陽体質**の人は、北風タイプの食べ物によってからだを冷やして**温風体質**にする必要があります。

また、食品のなかには、北風タイプ、太陽タイプのどちらにも属さない温風タイプの食べ物もあります。これは、どちらの体質の人でも食べていい食品です。では、食品のタイプの見分け方と**北風体質**・**太陽体質**の人がそれぞれどんなものを食べればいいのかをご説明しましょう。

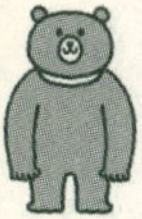

からだを温める北風の食事

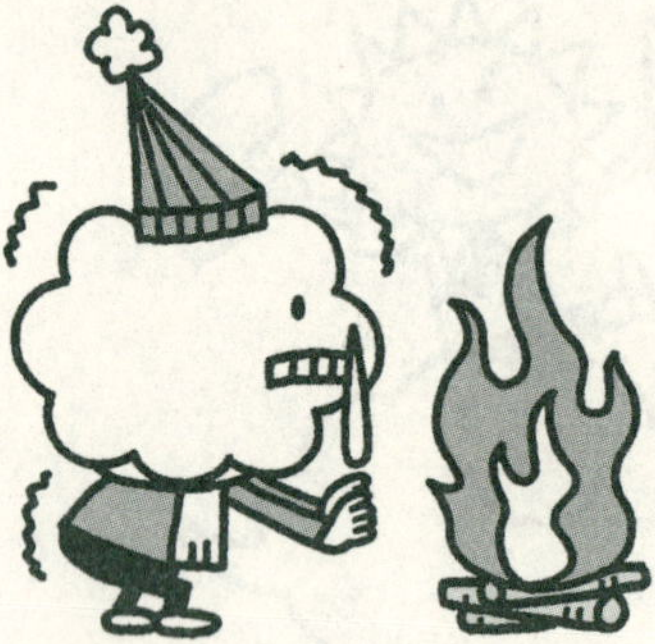

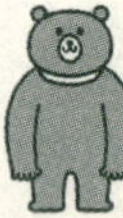

プチ断食ダイエットでは、からだが冷えている**北風体質**の人には、太陽タイプの食べ物を食べてもらうようにします。からだを温めてくれる太陽タイプの食べ物を積極的にとって、からだを健康な**温風体質**にしていくのです。

では、太陽タイプの食べ物とは、どんな食べ物なのでしょうか？　見分ける方法はむずかしくありません。その食品の色と形を見ればいいのです。

暖色は太陽、寒色は北風

黒、赤、だいだいなど暖色系の食べ物は、太陽タイプの食品に属します。反対に青、白、緑など寒色系の色の食べ物は、北風タイプの食べ物です。中間の黄色は温風タイプになりますので、北風と太陽、両体質の人が食べていい食品です。

暖色系の食べ物というと、ほとんどが根菜類。にんじん、ごぼう、れんこん、たまねぎ、やまいもなどです。

また〝相似理論〟といって、似た形をしているものは、似た機能をもつという理論があります。白くてふわっとしていてやわらかい食品、たとえばパンやケーキなどは、食べた人の体型をふわっとさせる、つまり太らせるとい

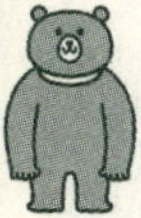

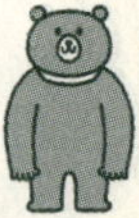

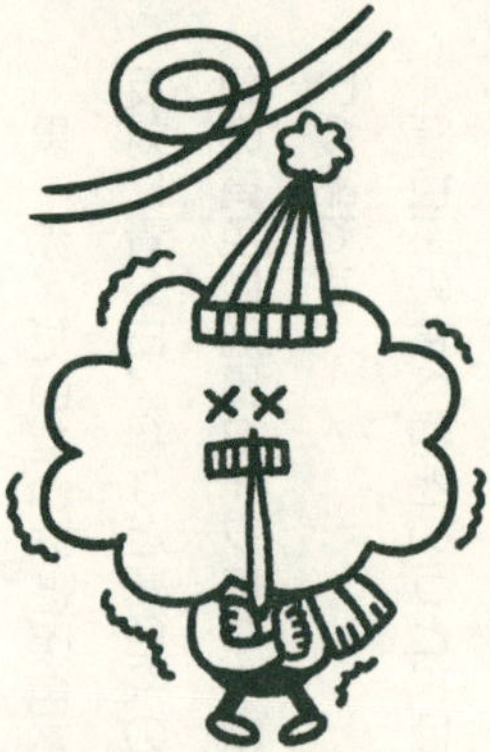

うことです。**北風体質**の人は、こういった白くてやわらかい食品を避けます。それはこれらの食品がからだを冷やす北風タイプの食品だからです。

同じ食品なら、白いものより黒いもののほうがからだを温めます。白米よりは玄米、白砂糖より黒砂糖というように。

産地で見分ける

もうひとつ食べ物のタイプを見分ける方法は、産地を考えてみることです。バナナやパイナップルのように暖かい国や地域でつくられる食べ物は、からだを冷やします。それは、暑いところに住む人々はからだを冷やす必要があり、そういう食べ物を必要としているからです。

この法則で考えると、**北風体質**の人は寒い国や地域でとれる食品をとればいいわけです。寒いところに住む人々はからだを温める必要があるからです。

北風体質の人が北風タイプの食べ物を食べると、よけいにからだを冷やしてしまいます。しかし、まったく食べないというのも栄養のバランスを考えれば、好ましいこととはいえません。そこで覚えておいてほしいのが、北風の食べ物でも、熱や塩を加えたり、発酵させれば太陽タイプの食べ物になるということです。たとえば、茶葉を発酵させてつくった紅茶、だいこんに塩を加えて発酵させたたくわん、牛乳を発酵させたチーズなどがそうです。

北風タイプの食品を料理に使うときは、なるべく生食を避け、煮たり焼いたりして熱を加えてから食べましょう。

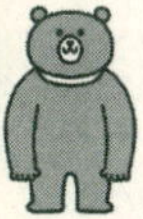

からだを冷やす太陽の食事

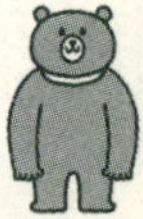

プチ断食ダイエットでは、からだを健康で快適な**温風体質**にするため、**太陽体質**の人には、意識してからだを冷やす作用のある北風タイプに属する食べ物をとってもらうようにします。

北風タイプの食べ物とは、白、青、緑など寒色系の色の食べ物です。野菜でいうならきゅうり、レタス、セロリなど。そして、暖かい国でとれるくだもの、つまり、バナナ、メロン、すいか、アボカドなどです。

これらに共通しているのは水分が多いこと。水分が多いからこそ、からだを冷やしてくれるのです。

また、酢にもからだを冷やす働きがあるので、酢の物はおすすめです。

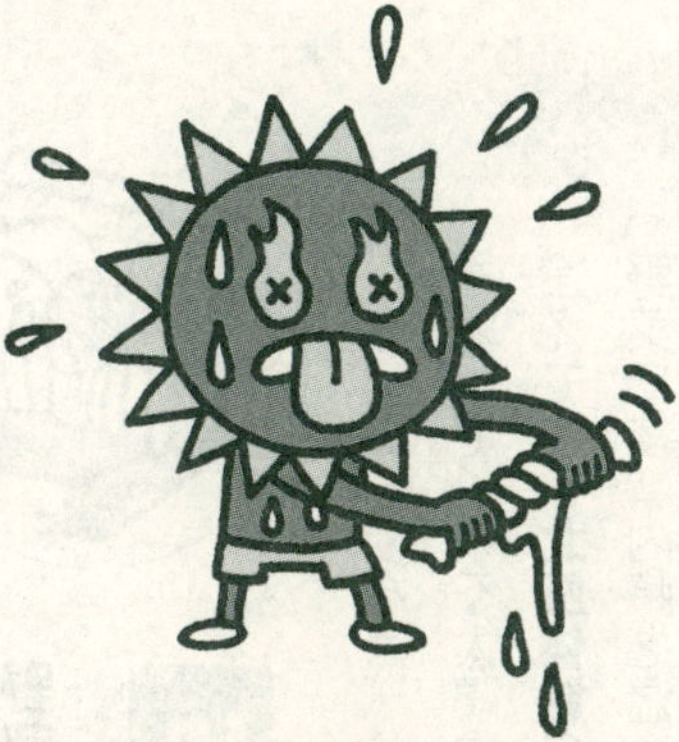

太陽体質の人は、逆に、からだを温める太陽タイプの食品はなるべく避けるべきです。熱いからだがさらに熱くなってしまうからです。

そう考えると、肉や栄養価の高い太陽タイプの食品を食べ過ぎて病気になりがちな欧米人が、コーヒーや酢の物を好む理由がわかります。太陽の食品で温まり過ぎたからだを、北風の食品で冷やしているのです。

それでは、次に**プチ断食**を実行するにあたって、それぞれの体質の人に合う食品をご紹介していきましょう。

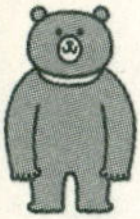

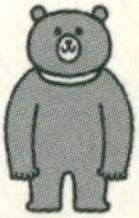

野菜プチ断食

にんじん

赤いにんじんは、その色からもわかるようにからだを温めてくれる太陽タイプの食品の代表格。からだが冷えている**北風体質**の人には、毎日でも食べてほしい野菜です。内臓を温め、体内の臓器の機能を高めてくれるほか、にんじんに豊富に含まれているβ《ベータ》-カロチンが鉄と結合すると、鉄が血液に溶けやすい状態になるので、貧血の改善にも役立ちます。

ごぼう

黒くて細長いごぼうは太陽タイプの食品。からだを温め、よけいな水分や老廃物を排出してくれるので、北風体質の人にしっかりとってほしい野菜です。ごぼうには便秘の改善に役立ち、からだのなかの有害物質を吸着して排出させる不溶性食物繊維が豊富。また、イヌリンという成分が腎臓の機能を高め、利尿効果もあるのでダイエットには欠かせません。

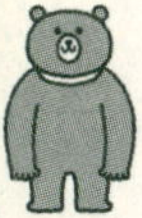

野菜プチ断食

れんこん

不溶性食物繊維が多く、便秘を改善してくれるれんこん。根菜であるうえ、色が茶色いので、からだを温めてくれる太陽タイプの野菜で、**北風体質**の人に向いています。野菜には珍しくビタミンB_{12}の含有量も多く、これが悪性の貧血を防いでくれます。また、神経の機能を正常に保ち、肝臓の働きを助けてくれる作用もあるので、もっと積極的に食べてほしいものです。

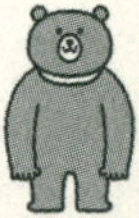

たまねぎ

茶色いたまねぎは、太陽タイプのからだを温めてくれる食品です。手軽に使えて応用範囲も広いので、**北風体質**の人はしっかり料理にとり入れていきましょう。きざんだときに涙が出る原因はアリシン（硫化アリル）という成分のせい。このアリシンには殺菌作用や胃液の分泌をよくする働きがあるほか、ビタミンB_1と結合すると、代謝を活発にしてくれます。

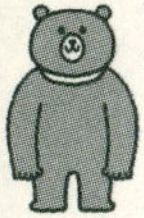

野菜プチ断食

ねぎ

ねぎは緑と白色なのでまちがえやすいのですが、根菜なので太陽タイプの食品に分類されます。ねぎ特有の刺激的な香りは硫化アリルによるもの。この成分は血行をよくし、発汗を促す働きがあります。また、代謝も活発にしてくれるので、**北風体質**の人は、そばなど麺《めん》類の薬味としてたっぷりかけると、からだがしっかり温まります。

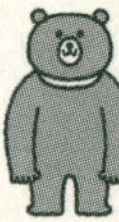

やまいも

黒いやまいもは太陽タイプに属する食品。古くから〝山うなぎ〟といって、滋養強壮、疲労回復に効果がある食べ物として親しまれてきました。ですから、元気のない北風タイプの人にピッタリ。食べ過ぎやストレスで弱った胃の働きを活発にし、消化吸収を助けてくれるほか、体内で産出する有毒な物質を分解して排出するので、ダイエットには最適です。

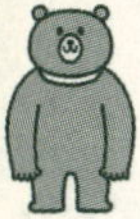

野菜プチ断食

トマト

赤いトマトは一見、太陽タイプの食べ物のように思いますが、南米が原産のナス科の植物なので北風タイプの食品になります。からだの余分な熱をとる作用があるので、**太陽体質**の人向き。解毒作用や消化促進、疲労回復にも効き、夏の野菜としては最適です。**北風体質**の人が食べる場合は、生で食べるのはやめて、スープや炒め物で加熱調理をしてからにしましょう。

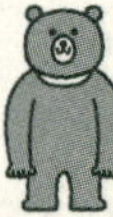

きゅうり

今は年中出まわっていますが、もとは初夏から初秋が旬のきゅうり。緑色で水分が多いため、北風タイプに属し、**太陽体質**の人が食べるといい食品です。からだの余分な熱をとり、のどのかわきをいやし、暑気当たりの予防に効果があり、水分の代謝を盛んにする作用もあるので、飲み過ぎた翌日におすすめです。トマト同様、**北風体質**の人は生で食べることは控えて。

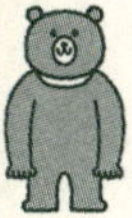

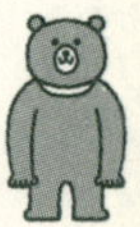

野菜プチ断食

だいこん

消化不良のときは、昔からだいこんおろしがいいといわれてきました。だいこんには、でんぷんを分解する消化酵素が豊富に含まれているからです。また、辛味成分には胃液の分泌を促す成分もあります。しかし、白色で北風の性質をもつ食べ物なので、本来は**太陽体質**の人向きです。**北風体質**の人が食べる場合は、太陽食品のしょうゆをかけたり、熱を加えてください。

レタス

サラダに欠かせないレタスは、青くて水分が多い北風タイプの野菜です。からだを冷やすので、**太陽体質**の人は積極的に食べましょう。ビタミンのほか、脳の働きを正常に保つマグネシウム、リン、イオウが豊富に含まれているので、頭の疲れをとってくれるという作用もあります。ただし、カロリーの高いドレッシングやマヨネーズのかけ過ぎにはご注意。

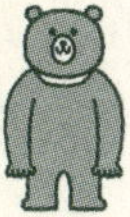

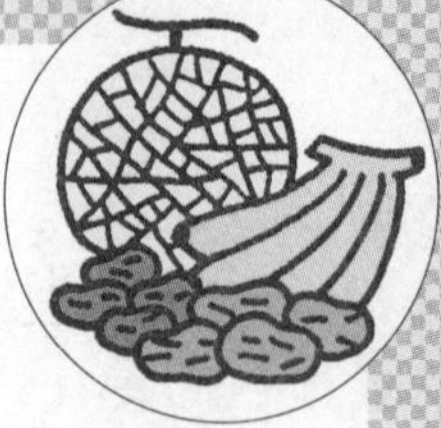

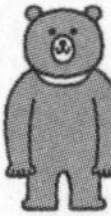

くだものプチ断食

干しあんず

栄養価の高いあんずは鉄分が多く、貧血の人におすすめしたい食品。赤い色からわかるように、数少ない太陽タイプのくだもので、からだを温めてくれます。カリウムも豊富に含まれているので、カリウム不足でうつ病になりやすい**北風体質**の人に食べてほしいもの。また、肺を湿らせる作用があり、肺が乾く喘息《ぜんそく》やのどのかわき・乾燥などにも効果的です。

干しプルーン

あんず同様、鉄分やカリウムが多く、肉を食べられない人や、貧血に悩む女性に食べてほしいプルーン。黒い色のプルーンは太陽タイプに属するくだもので、鉄分のほか、食物繊維が豊富で、便秘にも効果があります。また、プルーンに含まれるソルビトールという糖は、緩下《かんげ》作用をもっているので、便秘になりやすい人はプルーンを食べる習慣をつけるといいでしょう。

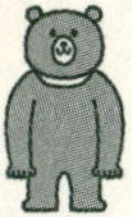

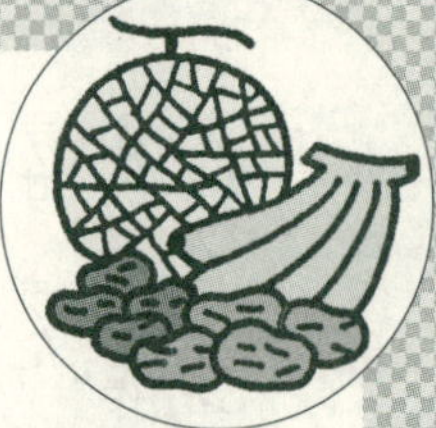

くだものプチ断食

バナナ

消化吸収のよい果糖やブドウ糖が多く、すぐにエネルギーになるバナナは、熱帯のくだものの代表格でからだを冷やす北風タイプ。食物繊維やオリゴ糖も多く、便秘の予防や改善にも効果的ですが、からだを冷やす力や血圧を下げる力が強いので、**北風体質**の人にはあまり向きません。**太陽体質**の人が、運動や発熱によって汗をかいたあとに食べるのならいいでしょう。

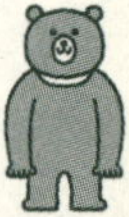

メロン

南国原産で青いため、北風タイプのくだものに属するメロン。糖質が多いのでダイエット中の人にはおすすめできません。それというのも、果糖、ブドウ糖、蔗糖《しょとう》など、メロンの主成分の糖質は体内ですばやく吸収され、すぐにエネルギーにかわってしまうからです。からだの余分な熱をとってくれるので、**太陽体質**の人のエネルギー補給にはいいでしょう。

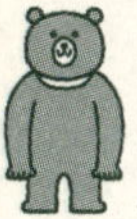

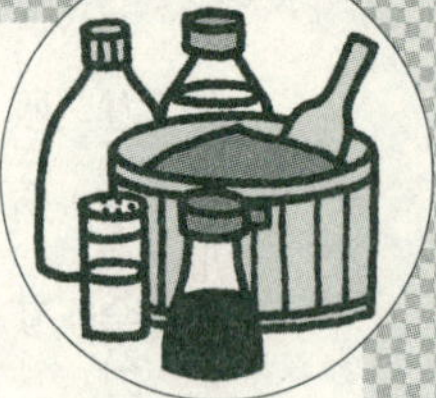

調味料プチ断食

塩

白い塩は北風タイプの食品と思われがちですが、じつは、もっともからだを温めてくれる太陽タイプの調味料のひとつ。事実、昔、東北の人たちが塩分をたくさんとっていたのは、塩にはからだを温めてくれる作用があるから。ただし、白い塩より、ミネラルを含む粗塩《あらじお》をおすすめします。**北風体質**の人はしっかりとるべきですが、**太陽体質**の人は控えめにしてください。

みそ&しょうゆ

茶色いみそは、炭水化物、脂質や良質のたんぱく質を含み、日本人には不足しがちな必須アミノ酸を補ってくれる食品です。内臓の働きをととのえ、殺菌力も強く、ニコチンの害も消すといわれています。塩分を多く含み発酵させているので、からだを温める太陽タイプの調味料として**北風体質**の人におすすめ。黒いしょうゆも、同じくからだを温めてくれる調味料です。

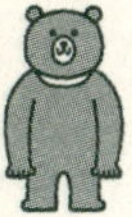

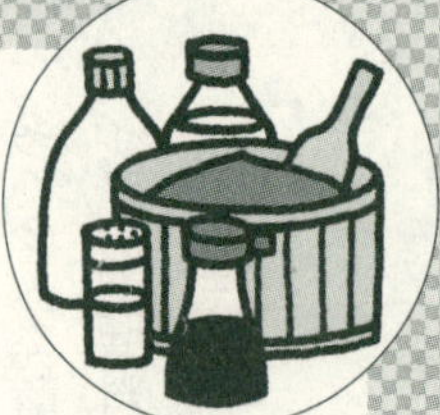

調味料プチ断食

酢

暑くて食欲不振のときにも、さっぱりした酢の物は食べやすいように、酢はからだを冷やす北風タイプの調味料です。体内に入るまでは酸性ですが、体内では酢に含まれるミネラル類のアルカリ度がまさり、アルカリ性食品になります。消化されて酸性を示す肉類などが好きな**太陽体質**の人は、酢を使った料理で体内のバランスを保つことができるでしょう。

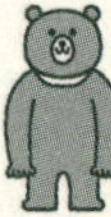

マヨネーズ

卵の黄身と酢、油などを主原料とするマヨネーズはからだを冷やす北風タイプの食品。酢や油はからだを冷やす食品であるうえ、卵の黄身はコレステロールが多く、少量でもカロリーが高め。ダイエットには向きません。また、からだを冷やすとはいっても、コレステロール値が気になる**太陽体質**の人は、あまり多くとらないほうがいい食品のひとつです。

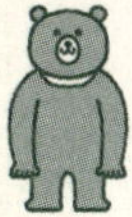

主食プチ断食

ピザ

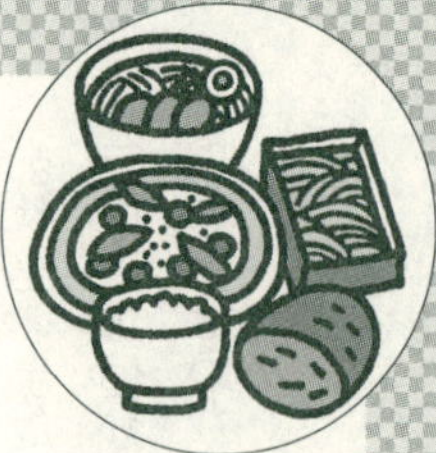

カロリー高めが気になる洋食ですが、もし、どうしても食べたいというのなら、ピザをどうぞ。ピザはからだを温める食材、チーズをふんだんに使っているので、**北風体質**の人にはおすすめできます。また、塩や唐辛子など太陽タイプの食品が原料のタバスコをたっぷりかければ、からだの代謝が高まり、脂肪を燃やし、発汗や利尿作用も促進されます。

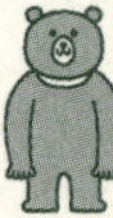

そば

鉄やカルシウムなどのミネラル、ビタミンB_1・B_2などの含有量が多いそばは、黒くてからだを温める太陽タイプの食品。8種類の必須アミノ酸を含む良質のたんぱく質や消化されやすいでんぷんも含まれています。ここに、ねぎ、唐辛子、わさびなど薬味をたっぷり加えると、さらにからだが温まります。**北風体質**の人の手軽な外食としては理想的です。

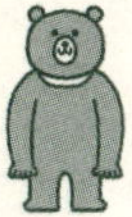

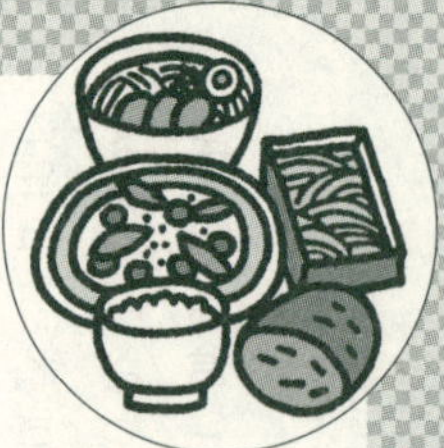

主食プチ断食

玄米

稲からもみ殻だけをとり去ったものが玄米。玄米からぬかと胚芽をとり去ると白米になります。玄米は白米にくらべてビタミン類、ミネラル類が豊富で、血中のコレステロール値を下げてくれるリノール酸や食物繊維も豊富です。白米よりもかたいのが欠点ですが、それが逆に食べ過ぎを防いでくれるので、**北風、太陽体質**を問わず、ダイエット中の人にはもってこい。

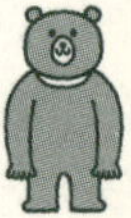

黒パン（全粒粉パン）

パンは小麦粉などの穀物の粉を原料として、そのなかの糖分を酵母（イースト）によって発酵させ、焼いてふくらませたもの。精白前の小麦粉を使った黒パンはビタミンとミネラル、食物繊維が豊富で、からだを温めてくれる太陽タイプのパンです。北風食品の白パンにくらべてかためですが、玄米同様、それが食べ過ぎ防止になります。

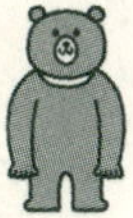

主食プチ断食

ラーメン

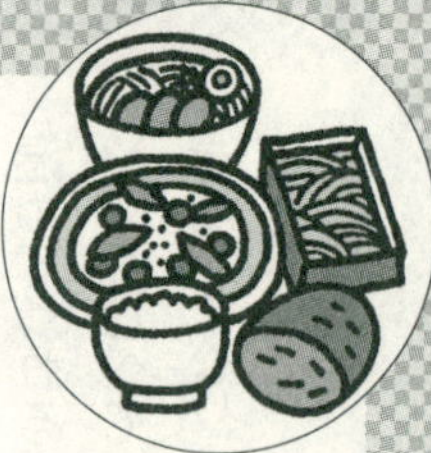

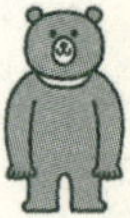

寒い日に恋しくなるラーメンは、主食のなかではもっともからだを温めてくれる太陽タイプの一品です。豚骨や鶏肉、かつお節、煮干し、昆布、ねぎ、しょうがなどを長時間煮て塩やみそなどを加えたスープは、からだを温める太陽タイプの食品だけでできていること。焼豚、ハム、メンマ、にんじん、にらなどの具も、からだを温めるものばかりだからです。

カレーライス

カレーライスといえば本場はインド。インドの暑さのなかで生まれた料理だけに、暑さによる食欲不振を解消してくれる料理としては、もっともポピュラーです。発汗・解熱作用が強いので、からだを冷やす北風の性質の料理。ですから、汗をかいてからだから熱を発散させたい**太陽体質**の人向きです。刺激が強いので、胃や腸が弱い人にはおすすめできません。

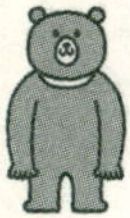

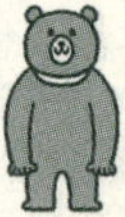

お楽しみプチ断食

梅干し

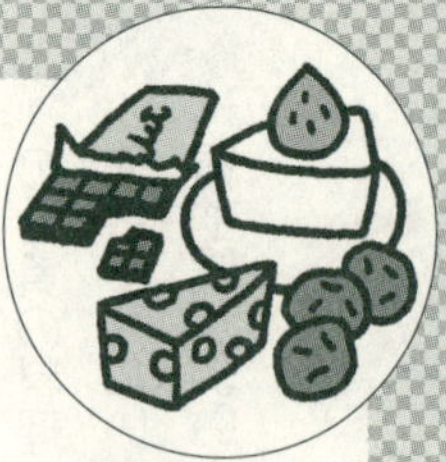

殺菌・防腐作用の強い梅干しは、昔から健康食品として親しまれてきました。梅干しの酸味成分の一種、クエン酸は糖質のエネルギー代謝をよくし、疲労物質である乳酸の発生をおさえて肩こりや筋肉痛を防ぎます。もちろん、赤くて塩分が多いため、からだを温めてくれる太陽タイプの食べ物で、**北風体質**の人にとってほしい食品です。

漬物

日本にはさまざまな種類の漬物があります。漬物の素材としてよく使われるだいこんやきゅうりなどは、本来からだを冷やす北風タイプの食品ですが、ぬかやこうじで漬けて発酵させ、塩を加えることによって、漬物は太陽タイプのからだを温める食品に変化します。ですから、**北風体質**の人が食べるといい食品。逆に、**太陽体質**で塩分が気になる人は避けましょう。

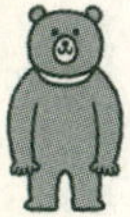

お楽しみプチ断食

チーズ

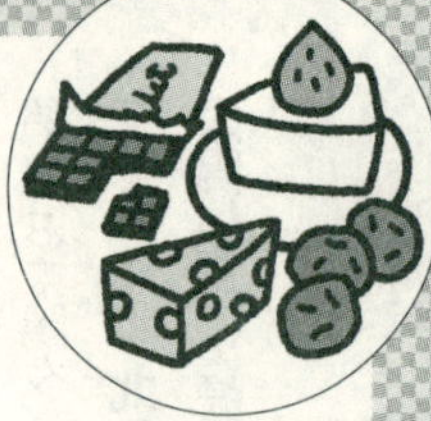

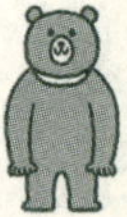

チーズの原料である牛乳は、たんぱく質、脂肪、ビタミン類、ミネラルとあらゆる栄養素が含まれている完全栄養食品。しかし、栄養価は高くても、からだを冷やす北風タイプの食品です。もし、**北風体質**の人が乳製品をとるなら、牛乳に熱を加え発酵させて太陽タイプの食品に変化させたチーズをおすすめします。逆に**太陽体質**の人は、からだを冷やす牛乳をどうぞ。

チョコレート（ココア）

チョコレートもココアも、カカオ・ビーンズから作られます。これはビタミン、亜鉛をはじめとするミネラルが豊富で、元気が出る太陽タイプの食品です。ですから、**北風体質**の人はチョコレートを食べてもかまいません。ただし、市販のチョコレートには白砂糖が入っていてカロリーも高めなので、食べ過ぎないように注意が必要です。

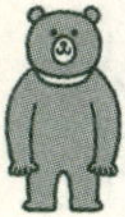

お楽しみプチ断食

ケーキ

甘くておいしいケーキも、悲しいことにからだを冷やす食べ物なので、**北風体質**の人にはおすすめできません。というのも、小麦粉、白砂糖、牛乳など、白くてからだを冷やす食べ物ばかりを材料にして作られているからです。どうしてもお菓子が食べたいという人は、あずきや黒砂糖など太陽タイプの食品を使った和菓子やかりんとうなどにしましょう。

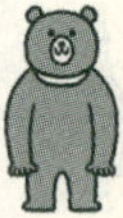

豆腐

大豆が原料なので、良質のたんぱく質や不飽和脂肪酸、大豆レシチンなどからだに有効な成分がいっぱい。しかし、白くて冷たいことからもわかるように、からだを冷やす北風の性質をもつ食品で、**太陽体質**の人にこそ食べてほしい健康食品です。**北風体質**の人が食べるときは、ねぎやしょうがなどの薬味をたっぷり添えて、湯豆腐にするといいでしょう。

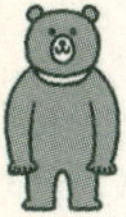

飲み物プチ断食

日本酒&焼酎

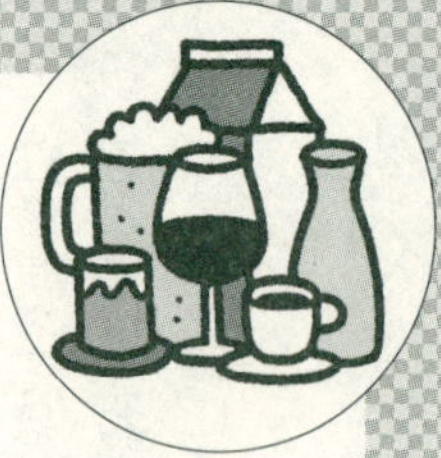

日本酒は米を発酵させたものをしぼっただけの醸造酒。醸造酒はアルコール度数が低く、エキス分が多いのが特徴です。米のアミノ酸や糖類のエキスが含まれているのでからだによく、熱燗《あつかん》にして適量を飲めばからだを温め、血行をよくしてくれる**北風体質**の人向けのお酒に。ただし、適量は2合ぐらいまでです。焼酎もお湯割りならからだを温めてくれます。

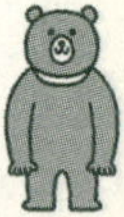

赤ワイン

ヨーロッパでは、古くからワインを〝薬〟として用いてきました。とくに血のような色をしている赤ワインは、造血成分の鉄を豊富に含んでいるだけでなく、白ワインの10倍もの量が含まれるポリフェノールが血行をよくしてからだを温めてくれます。からだが冷えている**北風体質**の人には、ぜひ飲んでもらいたいヘルシーなお酒です。

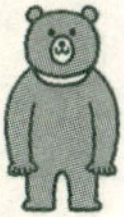

飲み物プチ断食

緑茶

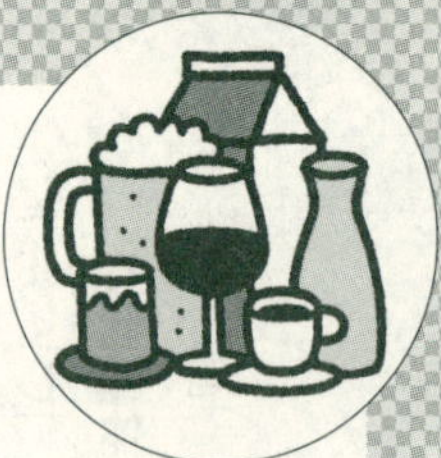

茶葉が暑い中国南部やインドが原産であることや、緑という寒色であることなどからわかるように、緑茶はからだを冷やす飲み物です。また、緑茶に含まれるカテキンは脂質の代謝を改善し、血中のコレステロール値や中性脂肪値を低下させてくれますから、**太陽体質**の人向き。**北風体質**の人には、熱で茶葉を発酵させた紅茶のほうをおすすめします。

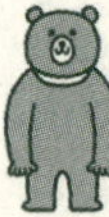

コーヒー

コーヒーは暑い国、エチオピアが原産。豆が黒いので、からだを温める飲み物のように思いがち。けれど、暑い国の人々に真夏でも飲まれていることや、夏のアイスコーヒーがおいしいことを考えると、からだを冷やす飲み物であることがわかりますから、**太陽体質**の人向きです。またカフェインなどが胃腸に負担をかけるので、胃腸の弱い人には向きません。

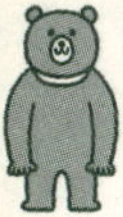

飲み物プチ断食

ビール

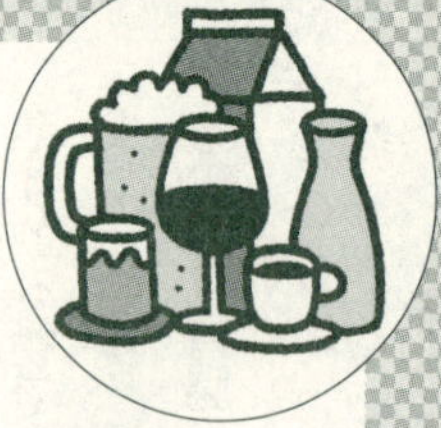

色は中間色の黄色ですが、水分を多く含み、からだを冷やす大麦からできているビールは北風タイプの飲み物。ですから、からだの熱をとったほうがいい**太陽体質**の人向き。利尿作用があり、適量を飲むと動脈硬化や胆石を防ぐ効果があります。しかし、尿酸のもとになるプリン体を含むので、飲み過ぎると高尿酸血症から痛風になる恐れがあるので注意が必要です。

牛乳

真っ白い牛乳はからだを冷やす飲み物。**太陽体質**の人にはいい食品なのですが、**北風体質**の人にはおすすめできません。牛乳のなかの乳糖を消化するラクターゼという酵素が小腸に不足している人は、飲むと下痢を起こします。これを乳糖不耐症といい、この症状が出る人や**北風体質**の人は、牛乳を発酵させて太陽の食品に変化したチーズがおすすめです。

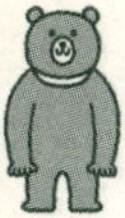

プチ断食サプリ

ビタミンE

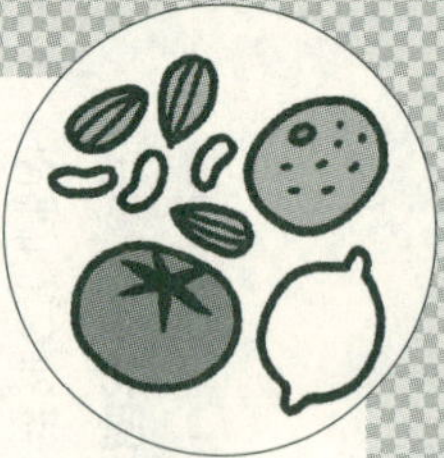

過酸化脂質の生成をおさえて若さを保つ作用があるビタミンEは、冷え性の**北風体質**の人にはなくてはならないビタミンです。血管を保護し、血行をよくする働きがあるので、からだの冷えを改善してくれるほか、ホルモンの分泌を正常に保つ働きもあるので、更年期の女性にも効果があります。食品では、アーモンドやナッツ類に多く含まれています。

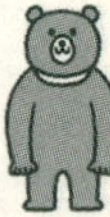

ビタミンC

コレステロールの代謝を促進してくれると同時に、コラーゲンを生成したり鉄分の吸収をよくしてくれるビタミンC。みかん、レモン、トマトや青い野菜など暑い地域でとれる食物のなかに多く含まれることからわかるように、からだを冷やすので、**太陽体質**の人にたくさんとってほしいビタミンです。逆に、**北風体質**の人はとり過ぎないほうがいいでしょう。

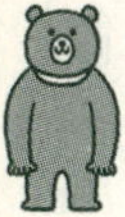

温風ティーブレイク

古橋広之進さんも粗食だった？

第二次世界大戦の敗戦に打ちひしがれていた日本人に、夢と希望を与えてくれたのは〝フジヤマのトビウオ〟といわれた水泳の古橋広之進選手。彼は戦後間もなく行なわれた米国ロサンゼルスでの国際大会では、1500mの自由形で2位を175mも離してゴールイン。

その後も、100m、400m、1500mの自由形で「泳げば、必ず世界新」といわれ、世界最強のスイマーに。食糧不足の戦後ですから、古橋選手の食事も玄米、大豆、いも類、粗塩《あらじお》と、たまに魚をとるぐらいだったそうですが、粗食でも大記録を出せるという証明ですね。

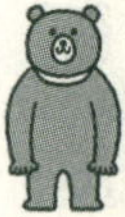

PART 5

北風と太陽のごはん

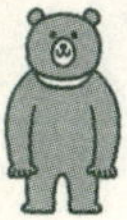

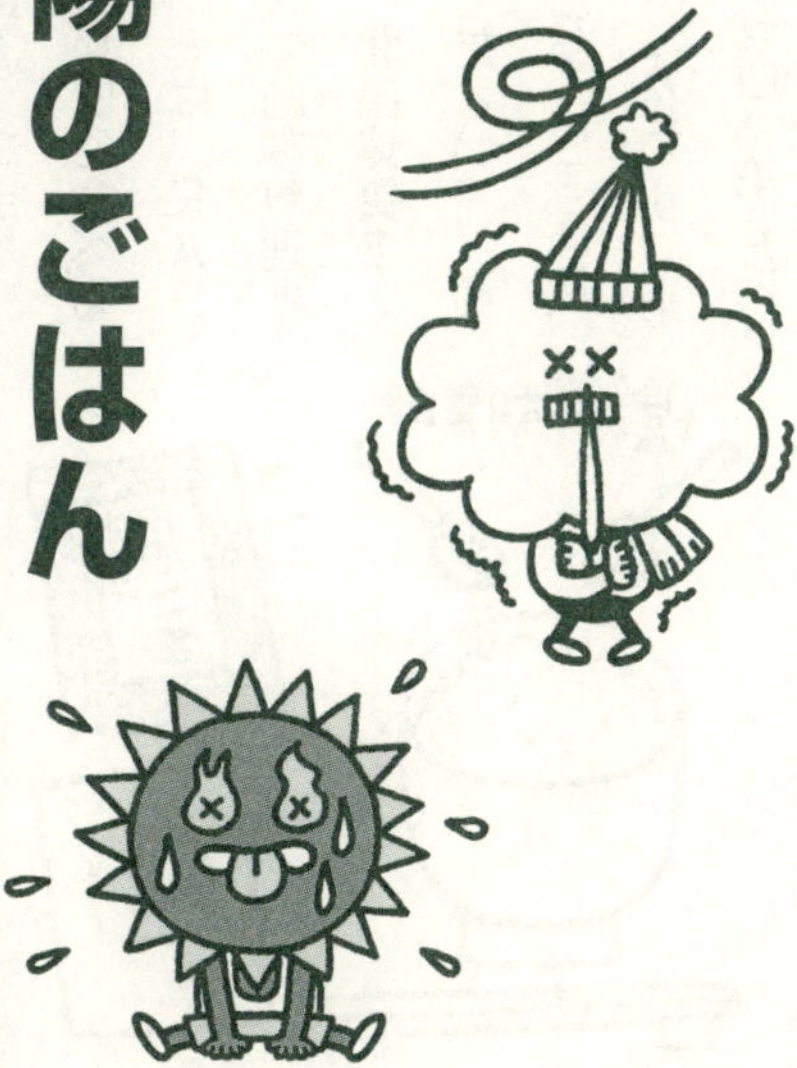

北風の塩レシピ

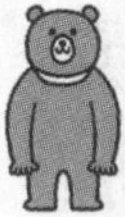

北風体質の人は、太陽の食事、つまり冷えたからだを温めるように心がけて食べることです。おもな食材については、PART4で述べたとおりです。具体的な料理としては、ズバリ、塩レシピ。**北風体質**の人は、塩っ気をイメージしてください。一般的に、塩は悪者のように思われていますが、からだにはなくてはならない存在です。第1に、塩（塩分）はカロリーゼロ。第2に、

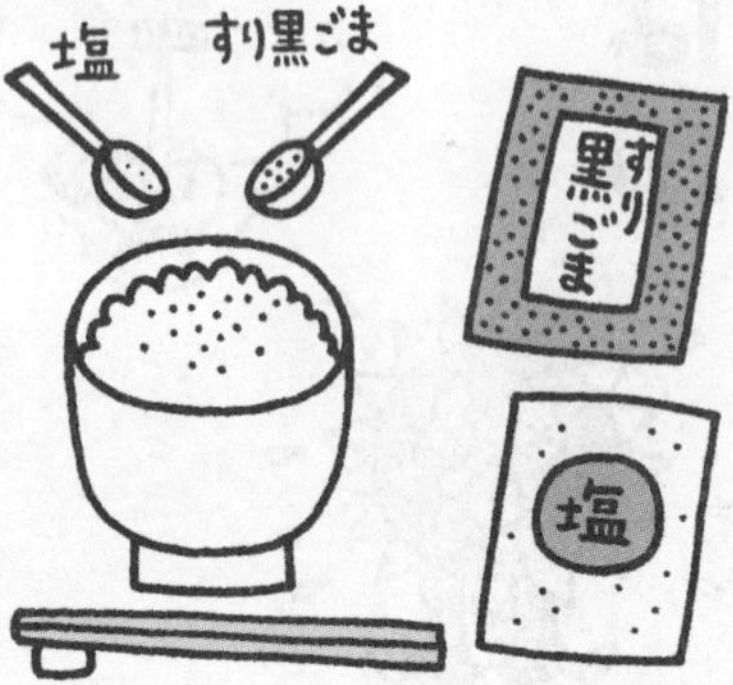

からだを温める作用があります。東北方面をはじめ、寒い地方の人は塩をうまく使って寒さを防ぐ生活の知恵をもっていました。

ただし、どんなによいものでも「過ぎたるは及ばざるが如《ごと》し」、ほどほどの量を自覚しましょう。

☆ごま塩ごはん

市販品にも「ごま塩」はありますが、**プチ断食ダイエット**は、これを手作りします。材料は、すり黒ごま1袋。ミネラルたっぷりの塩（自然海塩または岩塩）は黒ごまの1/3量。これらをよく混ぜ合わせれば、**プチ断食**風・ごま塩のできあがり。密閉容器に保存してください。

これを、白いごはんにふりかけて食べます。黒ごまには血管をやわらかくし、肌や髪にツヤを与え、肝機能を高める働きがあります。ごま塩を用意しておけば、いろいろ活用できます。

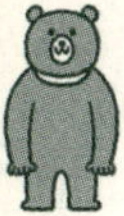

☆**にんじんのきんぴら**

材料はにんじん1本、ごま塩適量。にんじんは細めのせん切りにし、熱したフライパンに適量のごま油を加えてから炒めます。にんじんが少ししんなりしたら、しょうゆ・みりん各大さじ1を加え、適量の黒砂糖をふりかけてからめます。仕上げに、ごま塩をふりかければ、できあがり。

味は好みなので、黒砂糖と黒ごまの量はおまかせ。にんじんは、1/5本で1日に必要なβ《ベータ》-カロチンをとることができるうえ、油が加わるとさらに吸収力がアップします。

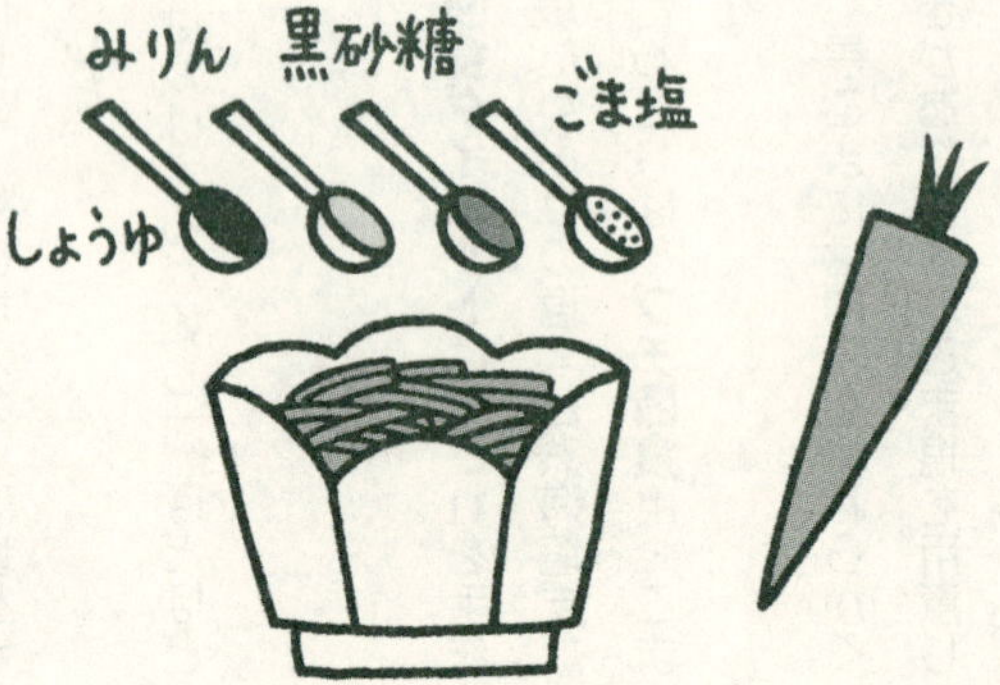

☆やまいものベーコン焼き

材料はやまいもとベーコン。できれば、料理しやすいながいもを。皮をむき、棒状に切ってからベーコンで巻き、あらかじめ温めておいたオーブントースターに入れ、5〜6分焼いて仕上げに塩、こしょうしてできあがり。

同じ材料で、フライパンを使えば、違う料理に。熱したフライパンに小さく切ったベーコンを入れてカリカリになるまで炒め、棒状に切ったやまいもを加えてさっと炒め、仕上げに塩、こしょうをしてできあがり。

☆プチ断食風元気スープ

材料は、ねぎ1本、しょうがひとかけ、にんにく一片。お椀に水を入れ、人数分または飲みたい量だけ鍋に水を注ぎ（お椀で量るとわかりやすい）、薄切りにしたねぎとしょうが、にんにくを入れ、酒大さじ1杯を加えて煮ます。仕上げの味は、塩、こしょうまたは、ごま塩で。

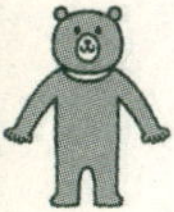

そのまま飲んでもおいしいのはもちろん、香味野菜を散らせばひと味変わります。麺《めん》を加えたり、ごはんを加えて煮込んだ雑炊にしたり、バリエーションの広がりはあなたの腕しだい。すぐにからだが温まるスープです。

☆りんご三昧《ざんまい》

材料はりんご1個。りんごはよく洗って皮をむき、芯をとり除き、塩水につけてからすりおろします。そのまま食べられるのはもちろんのこと、ヨーグルトのトッピングやサラダのソースに使ってもおいしくいただけます。りんごには、整腸作用があり、下痢にも便秘にも役立ってくれるので、1日1個は食べたいくだものといえます。

そして、りんごまるごと1個で焼きりんご。芯をくり抜いて耐熱容器に入れ、穴にバター少々と黒砂糖を詰め、シナモンパウダーをふりかけます。電子レンジでりんごがやわらかくなるまで4～5分加熱すれば、できあがり。

☆塩そば

材料は、ゆでたそば1人分に対し、たまねぎ1/2個。たまねぎは薄切りにして塩水にさらします。ゆでたそばはざるに上げ、ごま塩をからめ、水気をきったたまねぎを加え混ぜます。皿に盛って、そばつゆ少々をふりかけてできあがり。これも、バリエーションはいろいろ。せん切りのにんじんを加えれば見た目もカラフルに。せん切りした青じその葉を加えれば、もっとカラフルになり、からだが喜ぶ一品になります。納豆を加えたりと、あなたの腕に期待します。

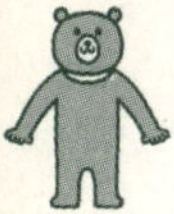

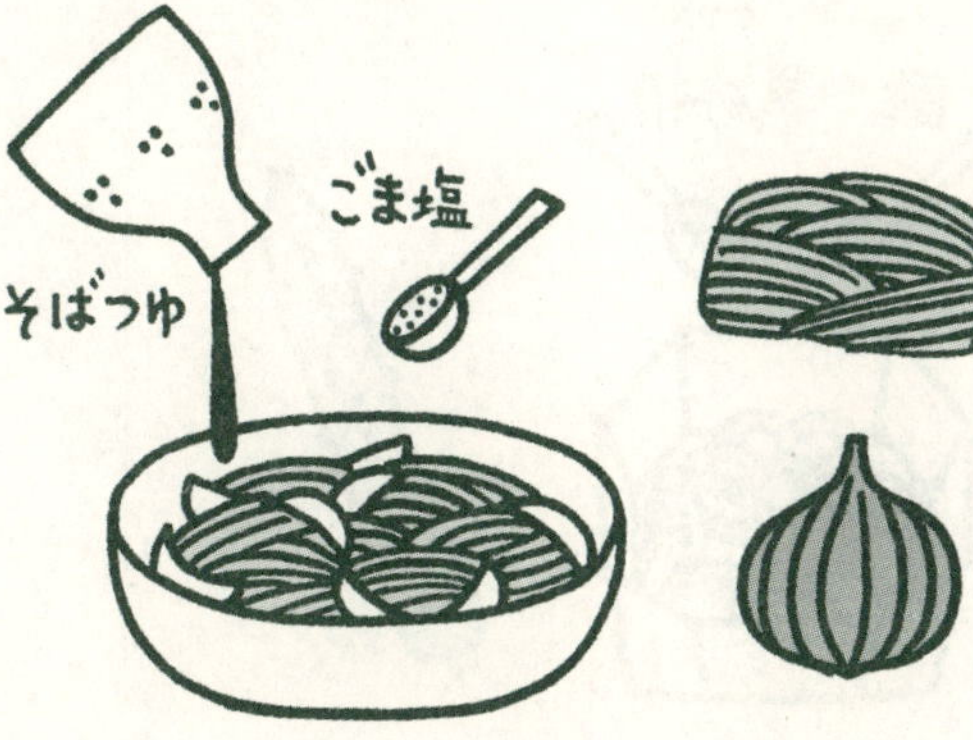

太陽の酢レシピ

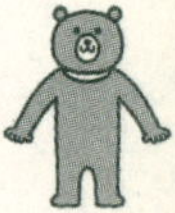

北風体質の人には、からだを温めるごはんを。だからといって、**太陽体質**の人にはからだを冷たくするごはん、と極端にイメージしないよう注意してください。「暑い」から「温かい」へと変えていくことです。

それには、酢レシピ。よくいわれる「酢はからだにいい!」というのは、本来、**太陽体質**の人へのメッセージなのです。

酢のすっぱさには、抗酸化作用があり、

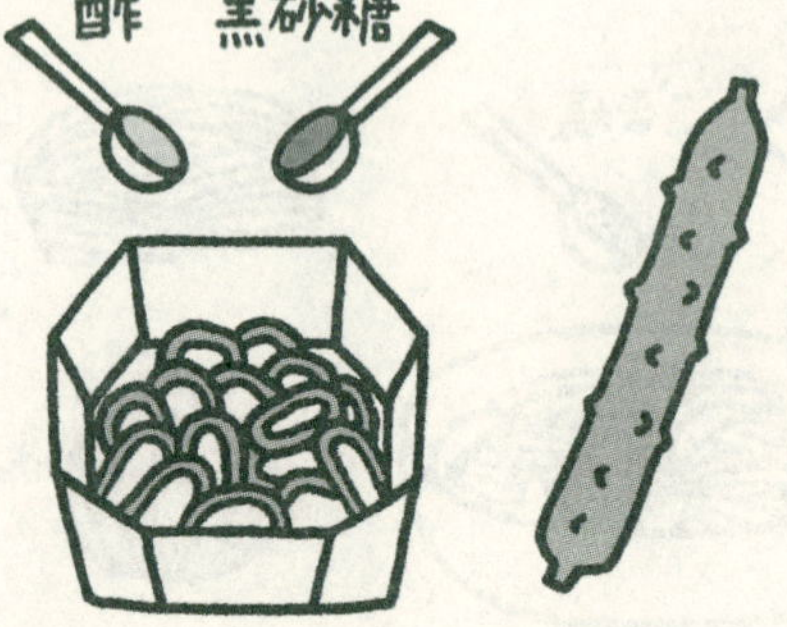

疲労回復にも効果があります。さらに、醸造酢に含まれるアミノ酸は、体内に脂肪がたまらないようにする働きがあるのです。

☆きゅうりの酢の物

北風タイプのきゅうりとともに酢を使えば、まさに相乗効果が生まれます。**プチ断食ダイエット**では、1日に1回はおすすめしたい一品。材料は、きゅうり1本。きゅうりがシナッとするように薄切りにし、塩少々でもみます。この塩もみきゅうりに、酢大さじ1と黒砂糖大さじ1/2を加えて混ぜればできあがり。おつまみにも最適です。

しょうがのすりおろし適量を加えると、いっそうおいしい**プチ断食**メニューとなります。バリエーションとしては、細切りにしただいこんを水にさらしてパリッとさせてから加えると、きゅうりとだいこんの酢の物サラダに大変身。トマトを飾れば、もうりっぱなおかずとなります。

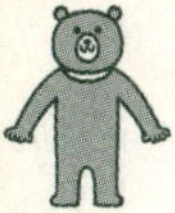

☆**レタスのプチポン炒め**

材料は、レタス適量。1人分でレタス4枚が目安。レタスは水にさらしてパリッとさせ、水気をよくきってから食べやすい大きさに切ります。熱したフライパンにサラダ油少々を入れ、レタスを軽く炒め、仕上げに市販のポン酢をかけてできあがり。

☆**きのこのあえ物**

材料は、えのきだけ1袋。えのきだけは根元を切ってからほぐします。鍋に酒大さじ1を入れ、えのきだけを加えて火にかけ、しんなりしたら酢としょうゆ大さじ1/2を混ぜ合わせてできあがり。

えのきだけのかわりにしいたけやまいたけ、しめじでも同じようにつくります。これらのきのこをそれぞれ加え、きのこ三昧にするには、酒を多めに入れていりつけ、酢としょうゆの量も増やします。

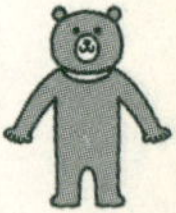

☆プチ断食風ドリンク

寒い日でも冷たいドリンクが欲しくなるのは、**太陽体質**の特徴。だからといって、ホットな飲み物もお忘れなく。カップに、ティースプーンではちみつ1～2杯を入れてお湯を注ぎ、酢を適量たらして混ぜれば、ホットハニードリンクのできあがり。

また、酢、黒砂糖、はちみつ各大さじ1を混ぜ合わせると、ジュースの素になります。好みのジュースに、この素を加えるだけ。最初は少しずつ入れて、味の加減をするとよいでしょう。

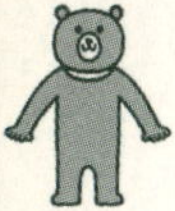

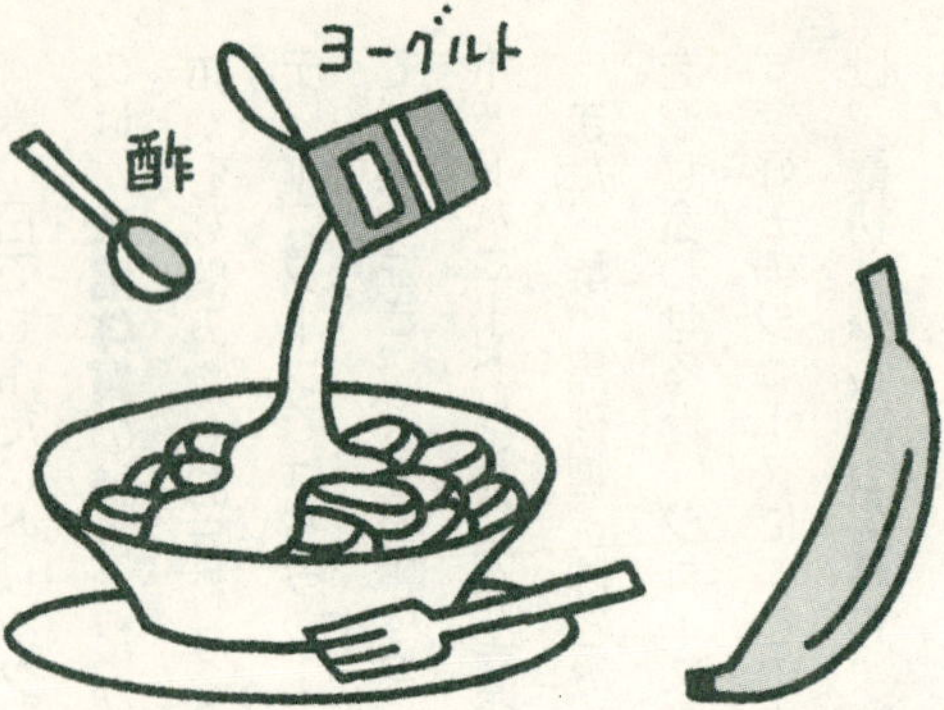

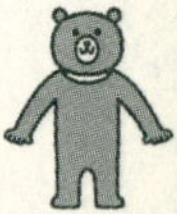

☆**バナナデザート**

材料は、バナナ1本。バナナは皮をむいて食べやすい薄さに切り、酢小さじ1程度を全体にからめます。ふりかけるだけでも、OK。皿に並べ、ヨーグルトをかければできあがり。

酢にはくだものの酸化を防ぐ働きがあるので、バナナのかわりに好みのくだものを使って、いろいろ試してみてください。

酢は大さじ1を目安に、ササッとかける習慣にすると、**太陽体質**の人はより効果的にダイエットできます。

特別付録 1

動くプチ断食

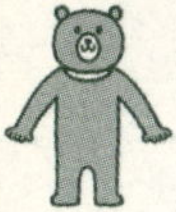

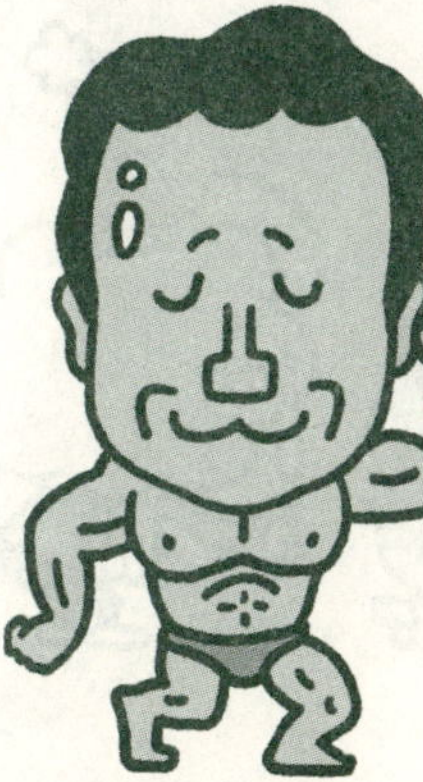

外で運動

しょうが紅茶を飲んでも、だらだらと一日を送っていては、活力のあるからだは生まれません。適度な運動をプラスすること。それが**プチ断食ダイエット**のキーワードです。朝目覚めたら、深呼吸を。まずはここからスタートです。毎日続けられるものを選び、むりのない運動を心がけましょう。

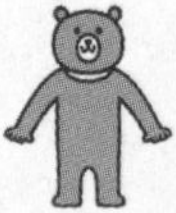

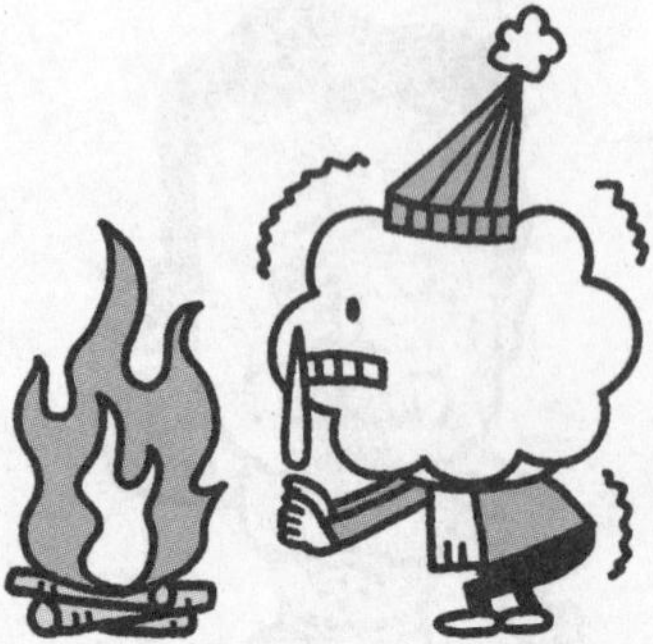

◎太陽の下で深呼吸◎

日光には、カルシウムの吸収を助けたり、免疫力を高めたりする効果があります。とくに、朝の光はからだの殺菌効果も期待できます。天気のいい朝は、気持ちも明るく晴れれば外で日光を浴びて深呼吸しましょう。からだが温まって、代謝がアップします。

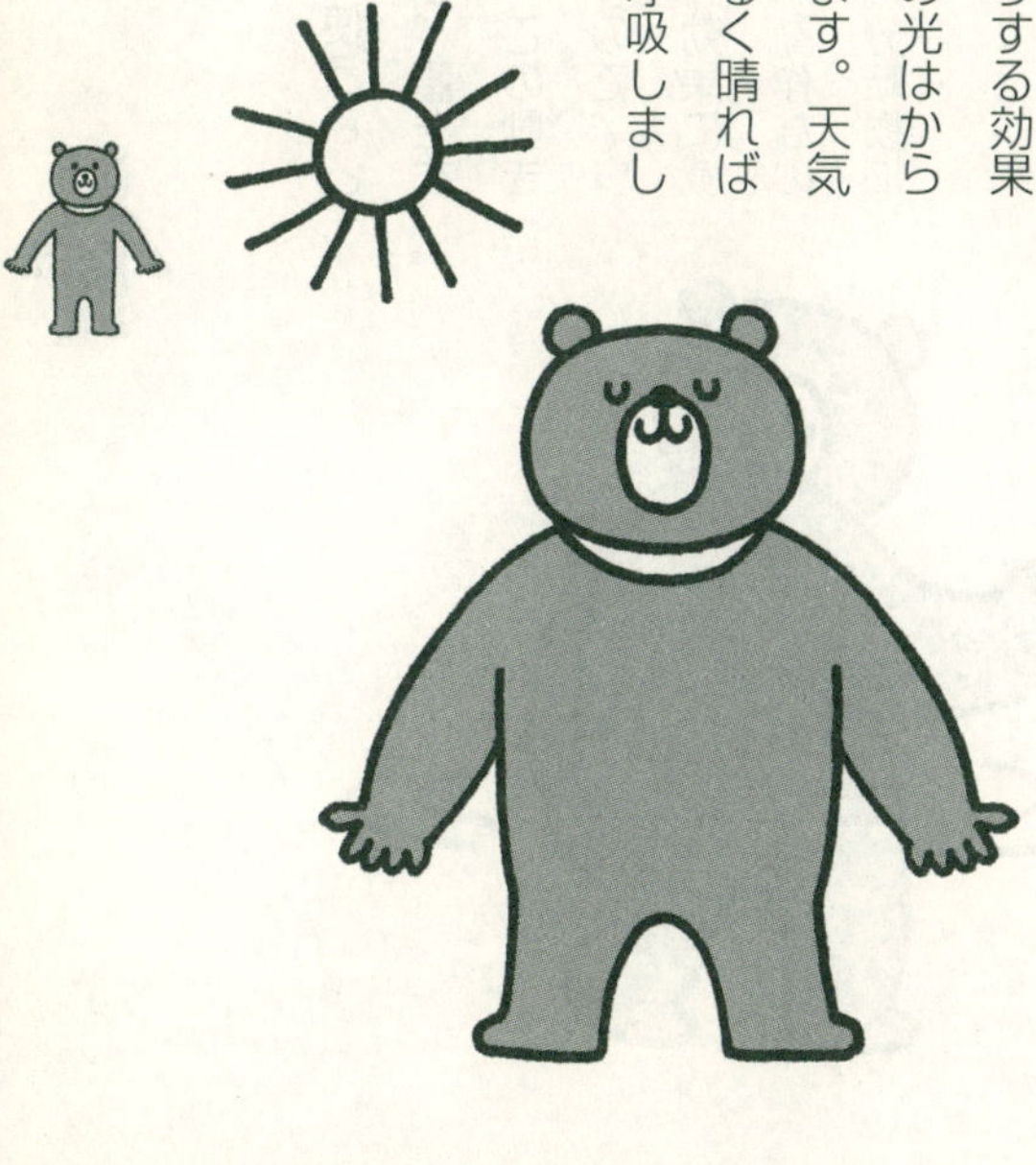

◎腰をひねろう◎

ふだん使わない筋肉を使うことも、代謝を上げるには重要。腰を左右にひねってみましょう。この動きは、腰の側面の筋肉を使うので、ウエストが引き締まりくびれ効果に威力を発揮するはず。簡単な動作なので、勉強や仕事の合間の気分転換にもなるでしょう。

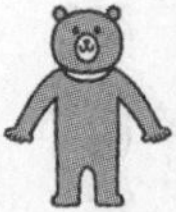

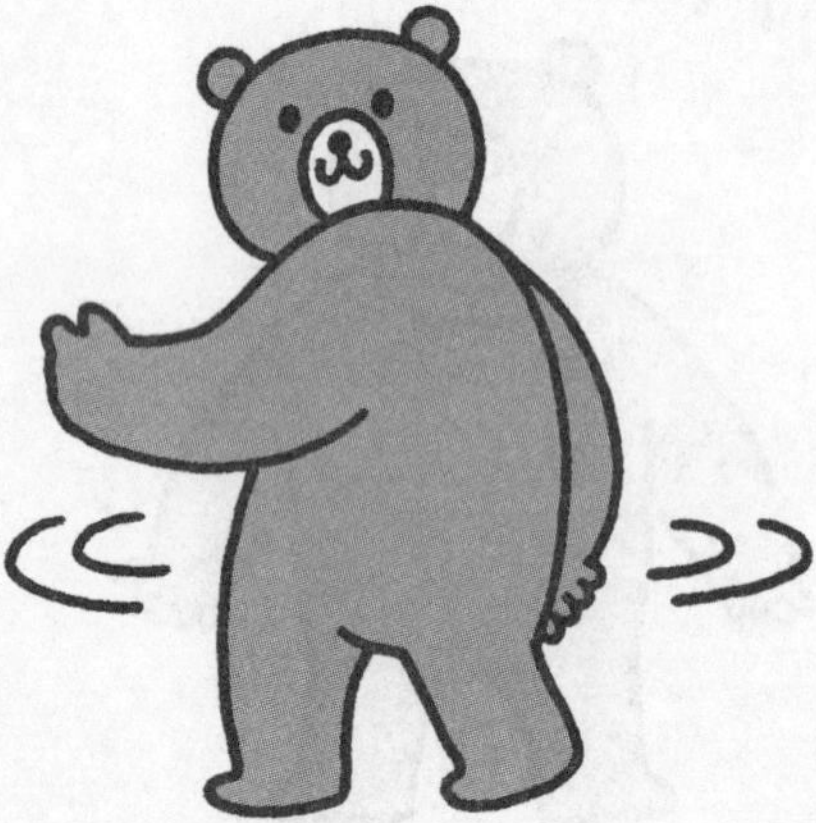

◎時間をみつけて速歩《はや》き◎

分速80～90mの速歩きをすると、体温が上昇して排泄《はいせつ》を促進するなどの効果があります。歩き始めて15分程で脂肪が燃焼開始。1日合計して30分以上歩くことをおすすめします。会社の往復や、休憩時間、いつものダラダラ歩きから速歩きにきりかえましょう。

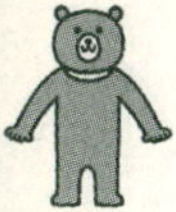

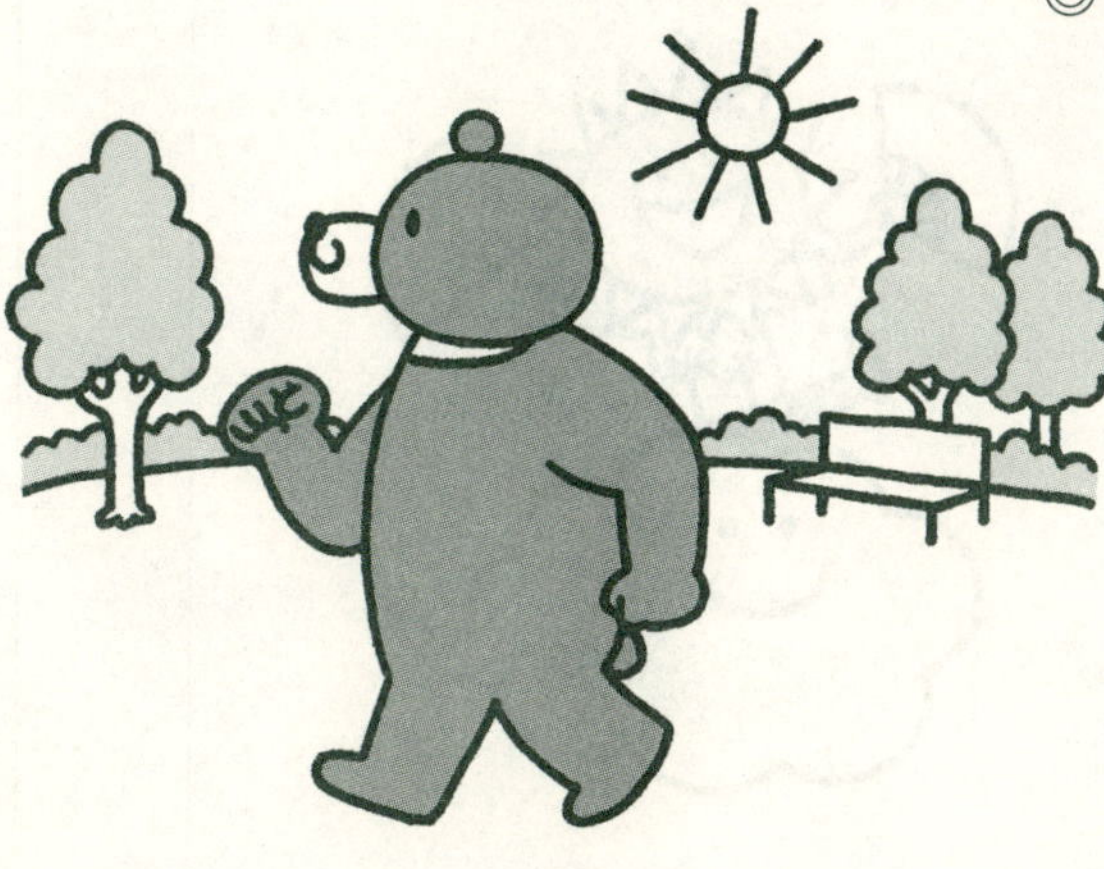

家で運動

運動は、外でやるものだけではありません。家にいるときも、できるだけからだを動かしましょう。

速歩きにプラスすれば、プチ断食効果がさらにアップ。スクワットなど下半身を鍛える運動が中心ですので、代謝がよくなり、排泄が促されます。

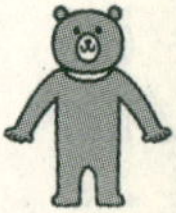

◎スクワット◎

和式トイレにしゃがむ姿勢。それに似ているのがスクワット。背中をまっすぐ伸ばしたままゆっくりと腰を降ろし、下までいったらまた腰を上げる動作を繰り返します。これを10回を1セットとして3セット（計30回）行ないます。入浴前に行なうと効果的。

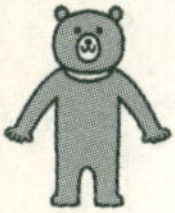

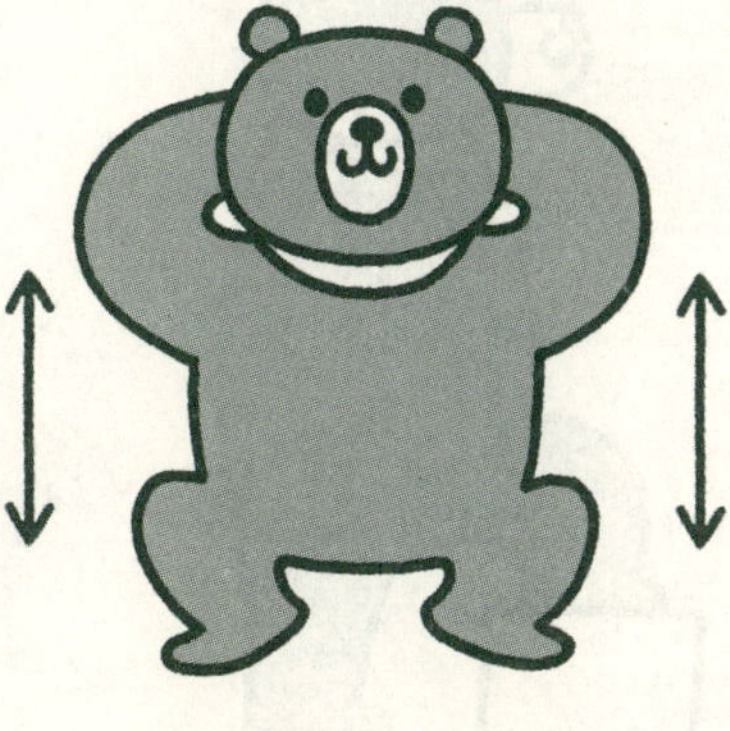

◎踏み台昇降《しょうこう》◎

踏み台昇降は家のなかでできる手軽な運動のひとつです。まず、高さ35㎝くらいの台を用意します。台に片足を上げ、次にもう片足を上げて台の上に立ちます。それから最初に上げた足を降ろし、もう片足も降ろしてもとの姿勢に戻ります。これを20回繰り返します。膝《ひざ》に力を入れないように気をつけてください。

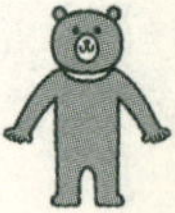

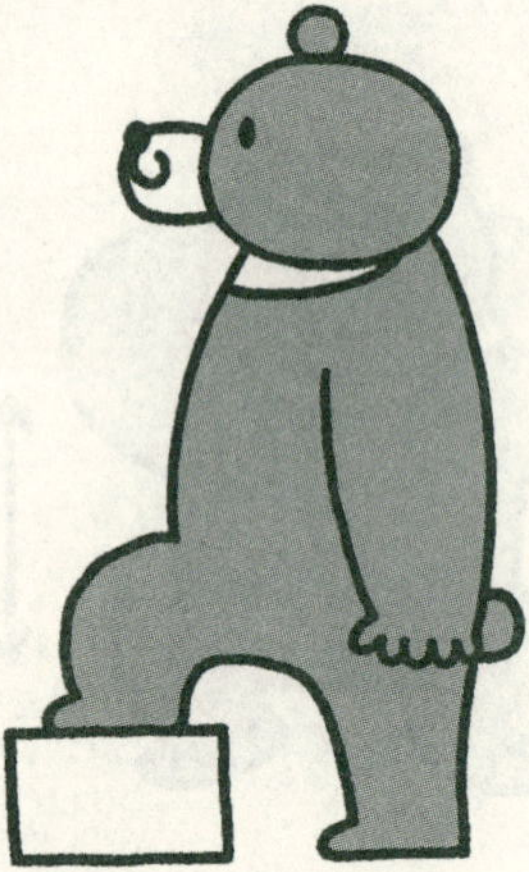

◎腹筋《ふっきん》運動◎

ウエストを細くするには腹筋運動が効果的。1日に30回ぐらいを目安にゆっくりと行なってください。あおむけに寝て両手を頭の後ろで組み、両下肢《かし》をそろえて床から30㎝くらいの高さまでのあげおろしを10回行ないます。しばらく休んでから、また10回ずつを2度繰り返し、計30回くらい行なうとよいでしょう。

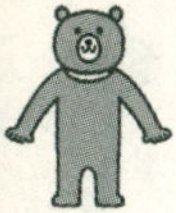

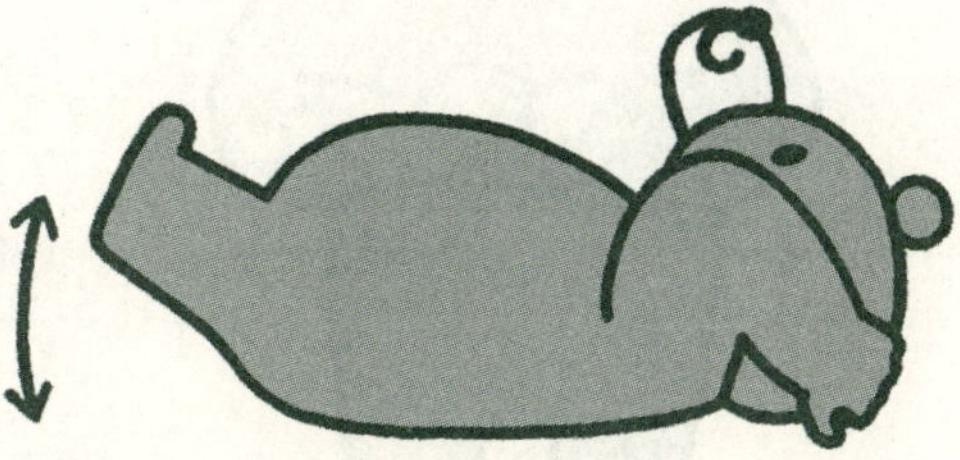

◎アイソメトリック運動◎

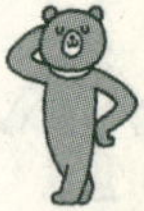

ひとつの動作につき7秒間行なうだけで、筋肉がつき、皮下脂肪が減少するアイソメトリック運動。1日3回で合計約2分。場所をとらない運動なので、オフィスや電車のなかでも行なえます。しかも予想以上のひきしめ効果が得られます。やり方は、

①手を胸の前でかぎ形に組み、力を入れて両方にひきます（7秒間）。

これは、肩、胸部、腕、腹部をひきしめます。

①

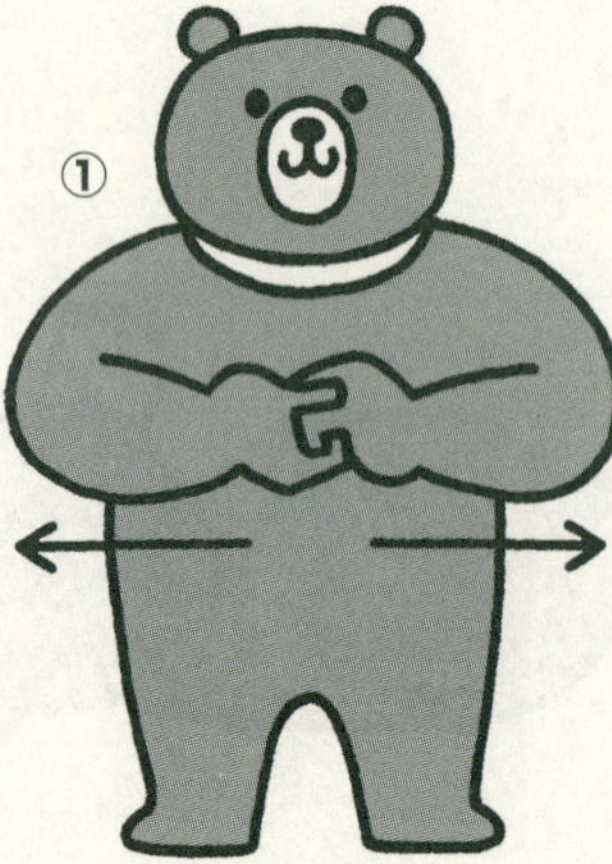

②①の姿勢から両手を後頭部に回し、力を入れて両側にひきます（7秒間）。これは、首、背筋、腹部の筋肉をひきしめます。

③手を後頭部に回したまま、立った姿勢で腹部に力を入れます（7秒間）。これは、腹筋を発達させ、ウエストをひきしめます。

④同じ姿勢のまま、今度は両下肢に力を入れます（7秒間）。これは、大腿《だいたい》、下腿《かたい》、腹部の筋肉をひきしめます。

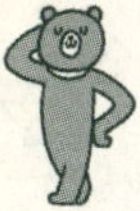

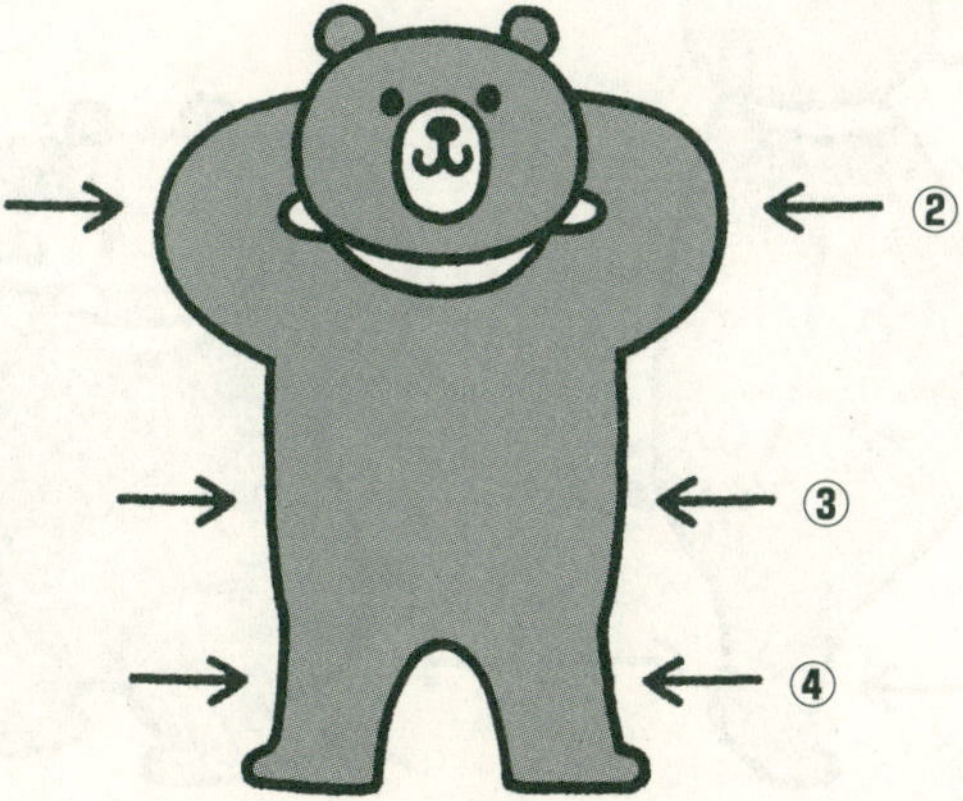

⑤手を後頭部で組んだまましゃがみこみ、臀部《でんぶ》から下肢にかけて力を入れます（7秒間）。これは、大腿や臀部のたるみをひきしめます。

⑥直立した状態で爪先《つま》で立ち、力を入れてその姿勢を保ちます（7秒間）。これは腹部、下肢をひきしめ、足のむくみを解消します。

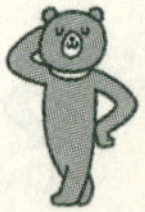

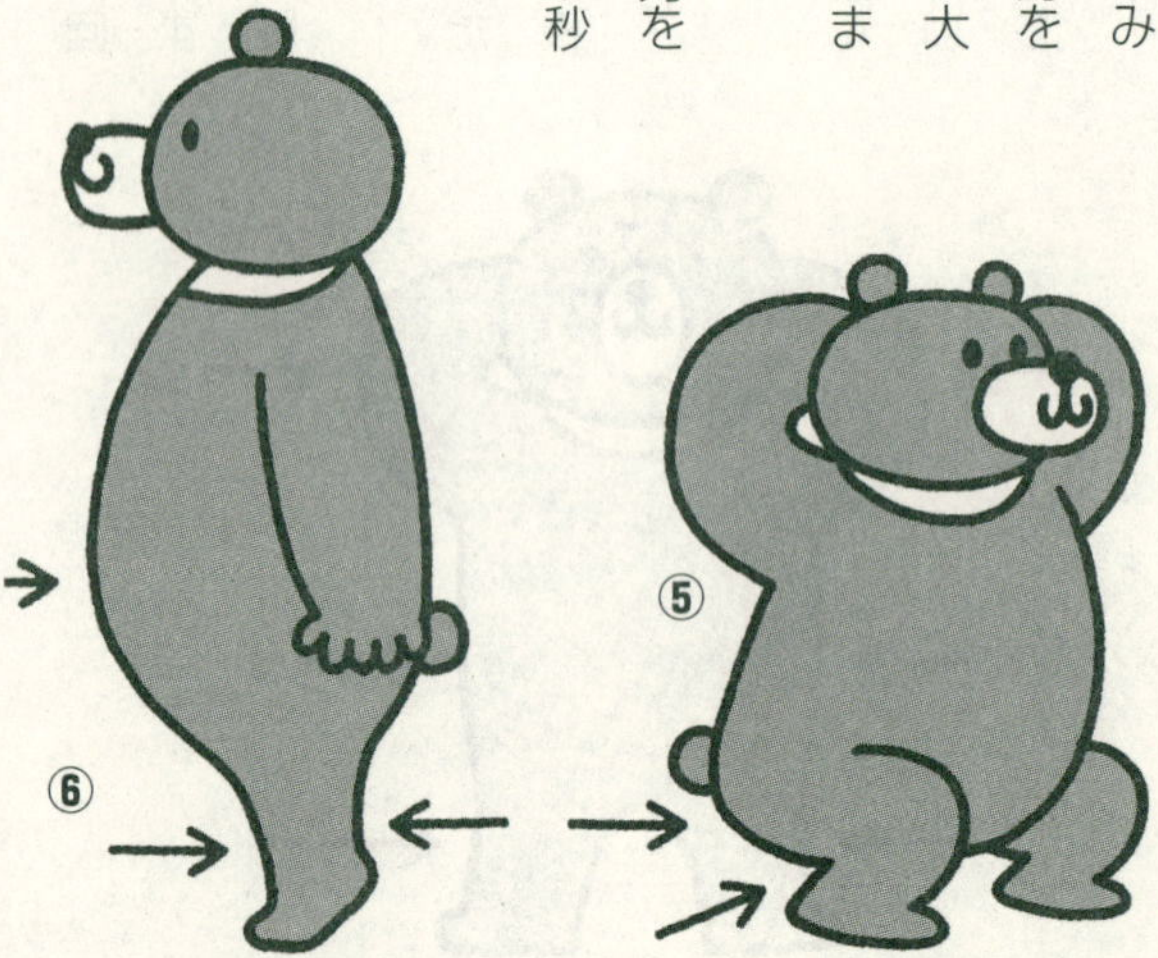

特別付録2

プチ断食大成功!!

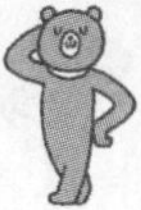

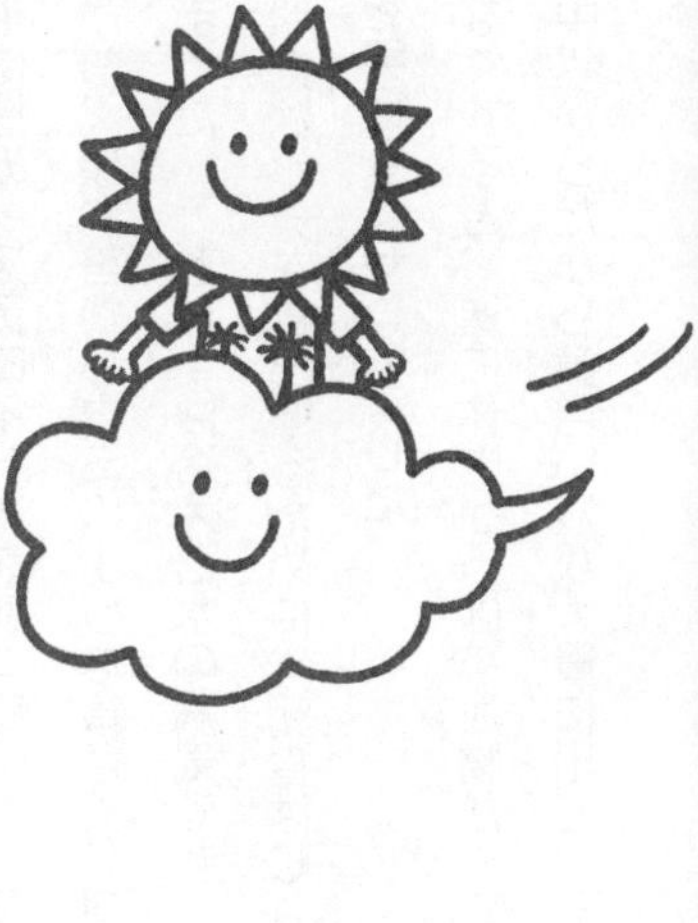

アトピーとの闘いに勝った!

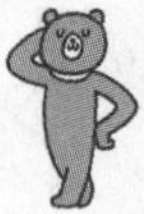

Aさん（29歳・女性）

　Aさんは身長155㎝で体重68㎏と、かなり太め。体温も35度と低く、子どものころからアトピーに悩み、ステロイド剤を使っている関係で、全身が黒くなっています。しかも、顔や首からウミのような黄色くて臭い液が出るほど症状は悪化していました。アトピーは冷えと水の病気です。そこで、さっそく、冷えをとり、過剰《かじょう》な水分を排出するために、朝食はしょうが紅茶1杯だけという**プチ断食**を実行してもらいました。

　食べ物の摂取量を少なくすると、逆に体内からは排泄《はいせつ》物が出てきます。Aさんも**プチ断食**を実行中、からだから黄色い液が大量に出て、それが下着にくっついて脱げないほどでした。最初はそれがつらかったようで、何度も私のところに泣きながら電話をしてきました。しかし、なんとかその状態に耐えていると、**プチ断食**を始めて10日を過ぎるころから出る液が少なくなり、液のにおいも臭くなくなってきました。これで本人も自信を得たようです。

その後、**プチ断食**と並行してウォーキングと半身浴でからだを温め、汗をしっかり出すように指示しました。

1年後、Aさんの体重は13kgも減って55kgに。最初の半年はアトピーは症状が出たりひっ込んだりを繰り返していましたが、今ではよく見ないとわからないぐらいに改善しています。繰り返しますがアトピーは冷えと水の病気。体内の過剰な水分や排泄物を、からだが必死に出そうとしている反応なのです。Aさんはステロイド剤もやめて、水分や排泄物をすべて出しきったのが症状の改善につながり、代謝量がアップしてやせたと考えられます。

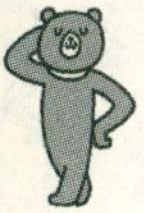

長年悩まされていた喘《ぜん》息《そく》が治った！

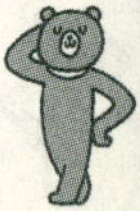

Bさん（33歳・女性）

Bさんは身長158㎝。体重は55㎏とそれほど太っていたわけではありません。でも、ストレスが原因で大量に食べては吐くという過食拒食症になり、2か月で体重が7㎏もふえ、62㎏になってしまいました。

便秘ぎみでお小水が少なく、肩こりと頭痛、生理痛があります。体温は35度と低く、手足がいつも冷たくむくんでいます。夢ばかり見て眠りが浅く、なにより長年、喘息に悩まされています。

そこで、朝食はしょうが紅茶1杯とにんじん・りんごジュース2杯だけ、昼食はそばという**プチ断食**メニューを実行してもらうことにしました。

3か月後、**プチ断食**のメニューを忠実に守ったBさんの体重は6kg減って56kgと、ほぼ過食拒食症になる前のころの体重にもどり、体温も1度上がって36度になりました。

同時に、あれほどつらかった喘息の症状がウソのように改善しました。それだけではありません。**プチ断食**を始めてから肌がすべすべになり、人からも「肌がきれい」とうらやましがられるまでになりました。今では手足の冷えやむくみもなくなり、お通じも快調になって、夜もぐっすり眠れるようになりました。

からだがスリムになったうえに体調がよくなり、すっかりもとの明るさをとりもどした彼女は、いい縁にも恵まれ、もうすぐ結婚するそうです。どうぞ末長くお幸せに！

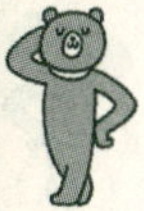

会社を退職するほどの体調不良が治った！

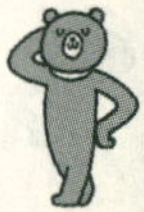

Cさん（43歳・女性）

Cさんは会社勤めをしていましたが、卵巣嚢腫《のうしゅ》をかかえ、いつも右下腹部が痛んでいました。身長153㎝、体重51㎏と少し太めの体型。コレステロールや中性脂肪も多く、脂肪肝で、肝臓も悪く、アレルギー性の鼻炎、慢性咽頭《いんとう》炎、そして下剤を飲んでも効かないくらい頑固な便秘やうつ病と、あらゆる不調に悩まされて、とうとう仕事をすることもつらくなり、会社を退職しました。

私のクリニックに来院したところ、体温は33・8度と驚くほど低く、血圧も90〜70㎜Hgと低め。お小水や便の出が悪いということで、からだが冷えきっているようでした。そこで、体温を上げ、体内の水分や老廃物を出すために、**プチ断食ダイエット**を実行してもらうことにしました。

方法としては、朝食はしょうが紅茶1杯とにんじん・りんごジュース1・5杯を飲むだけにすること。そして、朝食以外にもしょうが紅茶を1日3杯飲むこと。同時におふろでは半身浴を実行してもらい、じっくりからだを温めるようにと指示しました。

すると、頑固な便秘に悩んでいたのがウソのようにお通じは1日に3回あるようになり、お小水の出が悪かったのが、1日に7～8回もトイレに行くようになりました。

1か月後、体重は6kg減って45kgに、体温は34・7度、血圧も120～90mmHgに上昇。便秘の解消を筆頭に、その他の症状も軽くなって体調がとてもよくなり、今は元気に過ごしています。

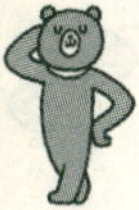

しょうが紅茶を飲むだけでダイエットに成功！

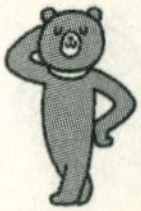

Dさん（41歳・男性）

Dさんは身長169㎝で82㎏。もとは野球部のエースというスポーツマンだったのですが、太ってからは肩こりや腰痛のほか、あちこちが痛み、それで仕事を休むこともしばしばでした。病院でも診療を受けたのですが、いっこうによくならないため、病院のはしごを繰り返すという毎日でした。

夜間に何度もトイレに起きるので、いつも睡眠不足ぎみ。聞くと、トイレには行くけれどあまりお小水が出ないということでした。

そこで私は、利尿効果が高いしょうが紅茶を1日に4杯飲むように指示しました。

しかし、しょうが紅茶を飲む以外に、食事は一切制限せず、とくに運動をするような指導もしませんでした。

ところが、Dさんはしょうが紅茶を飲むだけというシンプルな方法にもかかわらず、3週間後には体重が8kgも減って74kgに。そして1年後には12kg減って、70kgまで落ちたのです。

Dさんは、ぬるめではダメなのですが、熱めのしょうが紅茶を飲むと、汗が一気に吹き出すそうです。つまり、しょうが紅茶がからだを温め、体内の過剰な水分を汗として出してくれるのです。

今では夜間、トイレに起きることもなくなり、熟睡できるようになりました。また、あれほど悩んでいた肩こりや腰痛をはじめ、ほかのからだの痛みもすっかり消え、すこぶる体調がよくなりました。Dさんは、今は仕事を休むこともなく、元気に働いています。

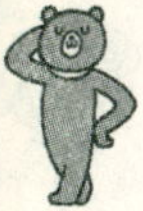

人工透析寸前の腎臓が正常に！

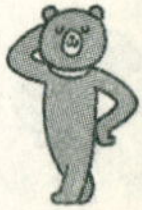

Eさん（49歳・男性）

Eさんは身長175㎝、体重90kgという堂々とした体格。自分では健康体だと思っていたそうなのですが、糖尿病の検査で、ヘモグロビンA1cの値が7・9になり（正常値は3・5〜5・8）、この状態が数年続いていたそうです。

その結果、今度は腎臓の働きを表わすクレアチニンという検査値が2・4（正常値は0・6〜1・1）になり、医者から「このままでは、ゆくゆくは人工透析《とうせき》になりますよ」といわれてしまいました。人工透析はクレアチニンが8以上になると必要なのですが、腎臓病は悪くなると一気に悪化するので、クレアチニンが2を超えると注意が必要です。

この言葉にショックを受けたEさんは、私のクリニックに来院し、一念発起して**プチ断食ダイエット**を始めました。方法は、朝食にはしょうが紅茶1杯とにんじん・りんごジュース2杯だけ。昼食はねぎとろろをいっぱいかけたそば。そして、夕食は和食を中心にすれば何でもかまわない、ということを守ってもらいました。

3か月後、Eさんの体重は13kg減って77kgまで落ちました。そして、一般的には一度悪くなったら改善しないといわれているクレアチニンの値が1・7まで下がりました。また、糖尿病のヘモグロビンA1cに関しては5・7という正常の範囲内にまで回復したのです。

これで、ひとまず人工透析をする必要はなくなったということで、本人はたいへん喜んでいます。

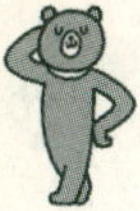

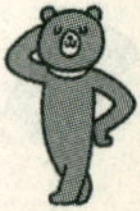

おわりに

現代人は精白したものや動物性食品など、消化のよいものばかりを食べています。消化のよいものは胃腸に負担がかからないので、つい食べ過ぎてしまう。これが、現代人が過食になっている大きな原因です。

人類が誕生して３００万年。その歴史は飢《き》餓《が》との闘いであったといっても過言ではないでしょう。そういう飢餓の歴史を経て存在しているわれわれは、食べられないことに対処する方法を本能的にからだで知っています。

しかし、現在の私たちは、その本能に反して、朝がきたから朝食、昼がきたから夜がきたからと、無意識に、ただ習慣的に食事をしています。こんな時代は今までなかったのです。だから、みんな食べ過ぎにおちいって、栄養

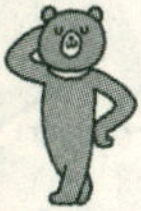

のとり過ぎによって病気になっているのです。〝飽食の時代〟の今だからこそ、**プチ断食**が必要なのだと私は思っています。

肥満と体温の関係

日本人の体温がどんどん下がっているといわれています。実際、私のクリニックを訪れる患者さんをみても、36度以下の人が多く、その低さには驚くばかりです。

医学書によると、人間の体温は36・8度、プラスマイナス0・34度が適正体温とされています。しかし、実際にこれくらいの体温の人はほとんどいません。

人間は体温が低くなり過ぎると死にます。また、体温が1度下がると脈拍が10下がり、エネルギーの代謝が12％落ちるともいわれています。ということは、体温が低い人は代謝が悪く太りやすい、病気にかかりやすいということがいえます。いいかえれば、健康な人は肥満にならないのです。太っている人は体温が低く代謝が落ちていますから、まちがいなく将来病気になります。つまり、太っているということは不健康のサインなのです。ですから適正体重を保つことは、病気を予防するうえでも大切なことです。

体温を上げて冷えをとるプチ断食ダイエット

本書でご紹介している**プチ断食ダイエット**は、からだを温める食品や運動、入浴などをとり入れ、簡単な断食で、体内の過剰な水分や老廃物を排出し、健康になるという方法です。むりなダイエットでからだをこわす人が多いなか、本書で多くの人が健康に、そしてスリムになられることを願っています。

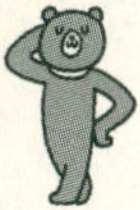

本書の内容は、サンマーク文庫のため、新たに書き下ろされたものです。

いしはら・ゆうみ（石原結實）
1948年、長崎市生まれ。医学博士、イシハラクリニック院長、グルジア共和国科学アカデミー長寿医学会名誉会員。長崎大学医学部卒業（血液内科専攻）。81年、同大学院医学研究科博士課程修了。難病の食事療法で有名なスイスのベンナー病院や、モスクワの断食療法病院で研修を積む。漢方薬と食事指導による独自の療法を行なう一方、「おもいッきりテレビ」をはじめとするテレビ番組や、ラジオ、雑誌などで大活躍中。『プチ断食ダイエット』（小社刊）をはじめ、『家庭でできる断食養生術』『病は冷えから』ほか、著書は40冊を超えている。

サンマーク文庫
プチ断食ダイエット入門

二〇〇三年六月十六日　初版印刷
二〇〇三年六月二十六日　初版発行

著　者　いしはら　ゆうみ
発行人　植　木　宣　隆
発行所　株式会社　サンマーク出版
東京都新宿区高田馬場二―一六―一一
（電）〇三―五二七二―三一六六
印刷・製本　あかつきBP株式会社

ISBN4-7631-8179-3　C0130
ホームページ http://www.sunmark.co.jp
iモードサイト http://www.sunmark.co.jp/i/